見逃してはいけない！

小児看護の落とし穴

編集

東京都立小児総合医療センター
看護部

編集協力

本田雅敬
東京都立小児総合医療センター　臨床研究支援センター アドバイザー

近藤昌敏
東京都立小児総合医療センター　副院長 / 新生児科

佐野美香
東京都立小児総合医療センター　看護部長

椎橋依子
東京都立小児総合医療センター　看護科長

勝 博史
東京都立多摩総合医療センター　看護担当科長，集中ケア認定看護師

医学書院

見逃してはいけない！　小児看護の落とし穴
発　行　2020年2月15日　第1版第1刷©
編　集　東京都立小児総合医療センター看護部
発行者　株式会社　医学書院
代表取締役　金原　俊
〒113-8719　東京都文京区本郷1-28-23
電話　03-3817-5600(社内案内)
印刷・製本　アイワード

ISBN978-4-260-03918-5

執筆者一覧（執筆順）

新井朋子	東京都立小児総合医療センター　集中ケア認定看護師
三浦規雅	東京都立小児総合医療センター　集中ケア認定看護師
鎌田雅子	東京都立小児総合医療センター　新生児集中ケア認定看護師
吉野広美	東京都立小児総合医療センター　小児救急看護認定看護師
出山 香	東京都立小児総合医療センター　小児救急看護認定看護師
柴崎真菜	東京都立小児総合医療センター　PICU 看護師
渡辺美幸	東京都立小児総合医療センター　PICU 看護師
猪瀬秀一	東京都立小児総合医療センター　PICU 看護師
宇川麻里恵	東京都立小児総合医療センター　PICU 看護師
山崎睦子	東京都立小児総合医療センター　看護師
三浦英代	東京都立小児総合医療センター　小児救急看護認定看護師
北村由起子	東京都立小児総合医療センター　小児看護専門看護師
長谷川 香	東京都立小児総合医療センター　GICU 看護師長
瀬戸真由里	東京都立小児総合医療センター　緩和ケア認定看護師
成田琢己	東京都立小児総合医療センター　看護師，第 2 種 ME 技術者
石井和世	東京都立神経病院　感染管理認定看護師
米谷恭子	東京都立小児総合医療センター　手術室師長，手術室看護認定看護師
小泉美紀	東京都立小児総合医療センター　PICU 主任，小児看護専門看護師
阿部雪子	東京都立神経病院　皮膚・排泄ケア認定看護師
御代川滋子	東京都立小児総合医療センター　感染管理認定看護師
末吉康子	東京都立小児総合医療センター　皮膚・排泄ケア認定看護師
益子育代	なすのがはらクリニック　看護師，小児アレルギーエデュケーター
遠山 梓	東京都立小児総合医療センター　精神看護専門看護師
山本由紀子	東京都立小児総合医療センター　新生児集中ケア認定看護師
塚原怜子	東京都立小児総合医療センター　PICU 看護師
校條 文	東京都立小児総合医療センター　精神科認定看護師

「ドクターからのひとこと」執筆者一覧（執筆順）

清水直樹	東京都立小児総合医療センター　PICU 聖マリアンナ医科大学　小児科教授
松島崇浩	東京都立小児総合医療センター　総合診療科
木村有希	東京都立墨東病院　新生児科
三浦 大	東京都立小児総合医療センター　副院長 / 循環器科
榊原裕史	東京都立小児総合医療センター　総合診療科 医長
小川優一	東京都立小児総合医療センター　総合診療科
仁後綾子	東京都立小児総合医療センター　総合診療科
三山佐保子	東京都立小児総合医療センター　総合診療科 / 神経内科 部長
斎藤雄弥	東京都立小児総合医療センター　血液・腫瘍科
近藤昌敏	東京都立小児総合医療センター　副院長 / 新生児科
鈴木知子	東京都立小児総合医療センター　総合診療科 医長
絹巻暁子	東京都立小児総合医療センター　総合診療科
幡谷浩史	東京都立小児総合医療センター　総合診療科 部長
定平知江子	東京都立小児総合医療センター　皮膚科 医長
村越孝次	東京都立小児総合医療センター　消化器科 部長
飯野（赤澤）晃	なすのがはらクリニック　理事長 / アレルギー科・小児科
湯坐有希	東京都立小児総合医療センター　血液・腫瘍科 部長
新藤 潤	東京都立小児総合医療センター　新生児科 医長
横川裕一	東京都立小児総合医療センター　血液・腫瘍科
菊地祐子	東京都立小児総合医療センター　心理・福祉科 医長

はじめに

元気に走り回り，大きな声で笑ったり泣いたりする子どもたちは，たくさんの人の心を和ませたり慰めてくれます。

そんな子どもたちが病を得てしまうと，症状を適切に訴えられなかったり，進行が急であったりすることからその先の予測が難しく，周囲を慌てさせます。小児科の看護では，病気の子どもと同時に両親やきょうだいなど，心配する周囲の人たちも一緒にケアするスキルが求められます。

また，子どもたちにとって病院が，痛い，つらい，つまらない場所になってしまわないためにも，看護師は，安全とともに安心を届けられる医療者である必要性を感じています。

本書では，何かおかしいと感じた時，フィジカルアセスメントの視点から，おかしいと感じた病態を理解して，必要なケアを考える「フィジカルアセスメントの落とし穴」や，忘れがちな家族ケアに関する「家族ケアの落とし穴」について，専門・認定看護師を中心として事例を用いてわかりやすく解説しました。「ドクターからのひとこと」では，医師の視点から知っていてほしい情報や看護師の観察ポイント，予防的な関わりなどが学べます。

小児科に配属されて間もない看護師の皆さんの参考書になれば，とスタートした本書ですが，執筆担当者の「これだけは伝えたい」という熱い思いが難易度の凸凹を作ってしまった感もあります。でもきっと小児看護に携わる皆さんであれば，読み進めていただくと「うん，あるある，こんなことあるよね」とうなずいていただける場面も多いのではないかと思います。

痛みや不安につぶされそうな子どもや家族に，笑顔を取り戻してもらうことが小児看護の大きな役割です。本書がそんな役割を果たすための一助になれば幸いです。

2019 年 12 月

前 東京都立小児総合医療センター 看護部長
太田日出（ひいずる）

目次

Chapter 3

フィジカルアセスメントの落とし穴 ——中枢神経

Chapter 4

周術期看護の落とし穴

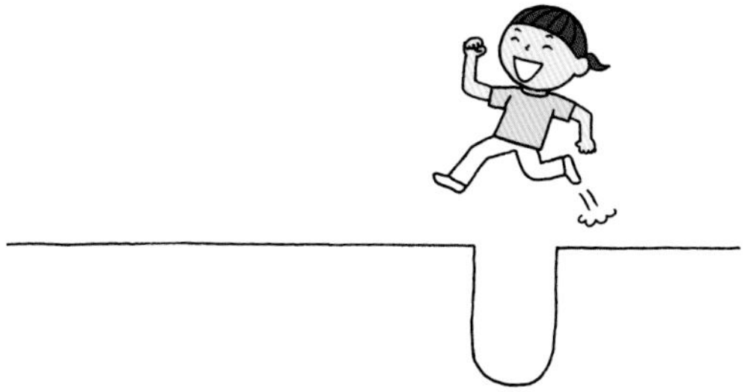

Chapter 5 皮膚・排泄ケアの落とし穴

Chapter 6 家族ケアの落とし穴

Appendix

Column

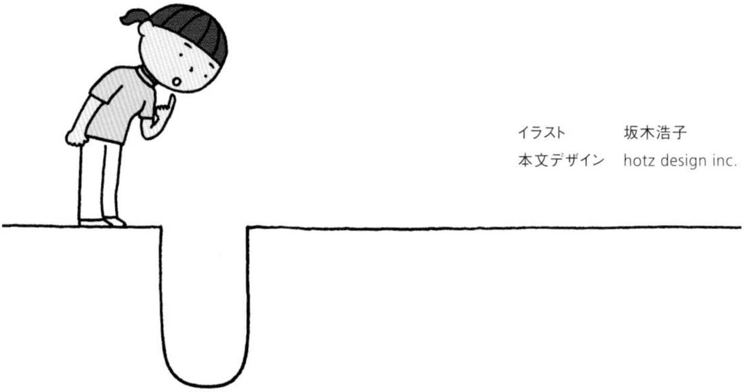

イラスト　坂木浩子
本文デザイン　hotz design inc.

略語	英語	日本語
ALS	advanced life support	二次救命処置
BLS	basic life support	一次救命処置
BT	body temperature	体温
CPAP	continuous positive airway pressure	持続的気道陽圧(法), 持続陽圧呼吸
CPR	cardiopulmonary resuscitation	心肺蘇生法
CRT	capillary refilling time	毛細血管再充満時間
CTR	cardiothoracic ratio	心胸郭比
$ETco_2$	end-tidal carbon dioxide concentration	安静時呼気終末二酸化炭素濃度
Fio_2	fraction of inspired oxygen	吸(入)気酸素濃度
FRC	functional residual capacity	機能的残気量
HR	heart rate	心拍数
IV	intravenous injection	静脈内注射/静注
IVH	intravenous hyperalimentation	中心静脈栄養
IWS	iatrogenic withdrawal syndrome	(医原性)薬物離脱症候群
NBP	non-invasive blood pressure	非侵襲的血圧, 非観血的血圧
NICU	neonatal intensive care unit	新生児集中治療室
NPPV	non-invasive positive pressure ventilation	非侵襲的陽圧換気
NST	nutrition support team	栄養サポートチーム
$Paco_2$	partial pressure of carbon dioxide	動脈血二酸化炭素分圧
PALS	pediatric advanced life support	小児二次救命処置
Pao_2	partial pressure of oxygen	動脈血酸素分圧
PAT	pediatric assessment triangle	小児アセスメントトライアングル
PICU	pediatric intensive care unit	小児集中治療室
PPN	peripheral parenteral nutrition	末梢静脈栄養
PS	pressure support	圧補助
RR	respiratory rate	呼吸数
Spo_2	percutaneous oxygen saturation	経皮的動脈血酸素飽和度
TPN	total parenteral nutrition	完全静脈栄養法, 高カロリー輸液

Chapter 1

フィジカルアセスメントの落とし穴
――呼吸

Case 1

SpO_2 96%，コール基準内だから大丈夫？

――呼吸状態悪化の徴候

Case

10か月の既往歴のない女児，Uちゃん，体重10 kg。RSウイルス陽性で外来受診後そのまま入院となった。受け持ちである新人看護師Aが21時過ぎに訪室すると，Uちゃんは入眠中で，浅く速い呼吸をしている。経鼻カニューレ2 L/分で酸素投与されている中，SpO_2モニターは96%，HR 168回/分であった。入院直後のSpO_2は98～100%，HR 140回/分を示していた。

SpO_2の著明な低下はないものの呼吸パターンの変化に気づいたA看護師は，入院時より明らかに呼吸数と心拍数が増えていることと，なんとなくぐったりした様子が気になった。ドクターコールの基準は「SpO_2 94%以下」との指示があったが，勤務交代時に先輩看護師Bに相談した。

Scene

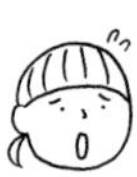

A看護師：すみません，今日入院したUちゃんですが，SpO_2はコール基準にはかからないのですが，苦しそうな呼吸をしていて，なんかぐったりしているような…。

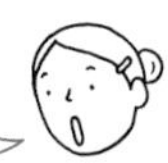

B看護師：SpO_2はどれくらいなの？

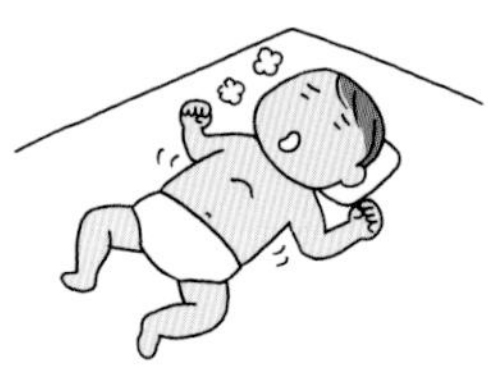

A：96%です。

B：ほかに観察したところは？

A：えっと，胸の音を聴きました。

B：それで，どうだった？

A：エア入り（呼吸音の聴こえ方・大きさ）は左右差ないですが，浅くて。

B：呼吸数は？

A：速くて浅い呼吸をしていて…一緒にみていただけますか？

（先輩看護師 B と一緒にベッドサイドへ行く）

B：消灯過ぎてるけど，観察をしっかりしたいので電気をつけましょう。ごめんねー，U ちゃん，電気つけるね。まぶしいねー。観察しやすいように胸が見えるようにしましょうか。

A：はい。
U ちゃん，ごめんね，お胸見せてね。お洋服はだけちゃうけど…。

B：呼吸数どうかな？

A：（測定して）66 回です。勤務はじめは，46 回でした。

B：呼吸パターンはどう？

A：吸気時に肋骨弓下，胸骨上窩に陥没呼吸があります。勤務はじめはわかりませんでした。

B：上気道は開通してるね。

A：呼吸状態の悪化が考えられるので，医師に報告したいと思います。

その後，医師に報告して吸入などの適切な処置が施され，U ちゃんの呼吸状態は安定した。

Point 1

呼吸状態の評価は，Sp_{O_2} だけではなくそれ以外の徴候も大切！

看護師 A は，Sp_{O_2} がドクターコールの基準にはかからないものの入院前に比べ低下してきていること，呼吸パターンが変化してきている（速くて浅い）という理由で先輩看護師 B に報告しています。

U ちゃんは呼吸数の増加もきたしていました。もともと小児は大人と比べて体格が小さいものの代謝が活発で，酸素消費量は 2 倍以上になるため，普段から呼吸数が多くなっています。10 か月の乳児の場合，呼吸数の基準値はおおよそ 30〜60 回/分です。

呼吸数が基準値を超えるのは，呼吸状態が徐々に悪化しているために体内への酸素の取り込みが悪くなり，そのため分時換気量を増やそうと代償機構が働いた結果と考えられます。

また，小児，特に乳児の特徴として胸郭のコンプライアンスは高く

表1 小児の呼吸の特徴と観察ポイント

小児の呼吸の特徴	観察のポイント
・乳児は腹式呼吸，幼児は胸腹式の混合 ・呼吸のリズムが不規則	・外観（呼吸様式など）と呼吸数を観察する
・陥没呼吸が出現しやすい	・衣類の上からではなく，胸郭の動きが見えるように衣類を開いて観察する
・換気ができなくなった時の SpO_2 の低下が早い	・聴診で呼吸音の確認を行い，随伴症状に注意する
・低酸素血症から徐脈，心停止までの時間が短い	・バイタルサインと併せて経時的変化を評価，アセスメントする
・理解が得られない（状況などが理解できない）	・観察時は両親の力が必要である

〔新井朋子：ICUに入室する小児の集中ケア—呼吸の特徴と評価のポイント．重症集中ケア，15（5）：102，2016より一部改変〕

（胸郭が柔らかい），肺のコンプライアンスは低いため，吸気努力によって柔らかい胸壁が吸気のたびに陥没（胸壁が内側に引っ張られてしまう）します（陥没呼吸）。この結果，肺の広がりが阻まれ，有効な換気が得られなくなります。

入院時，Uちゃんの呼吸状態は酸素療法により安定していましたが，病状の悪化に伴い呼吸数が増加し，呼吸パターンの変調，結果的に呼吸状態の悪化をきたしていることがわかります。特に乳児の呼吸窮迫は，予備力が低いため急速に呼吸不全に陥り，想定以上のスピードで心停止に陥るリスクがあります。SpO_2 の数値だけにとらわれず，呼吸数や呼吸パターンなど異常な呼吸症状を認識し，早期対応することで重症化を回避することができます（表1）[1]。

ドクターからのひとこと

小児の年齢別のバイタルサイン基準値は，いまだに議論のあるところです。各施設で1つの基準値を共有し，そこからの逸脱は子どもたちからのメッセージである，と心しておくことが重要です。東京都立小児総合医療センターで使用しているトリアージ基準を巻末（→ p.190）に掲載していますので参考にしてください。

呼吸数だけでなく，心拍数も重要です。さらに，呼吸数が基準範囲内であれば安心なのではなく，陥没呼吸や鼻翼呼吸が存在（あるいは悪化）していれば，それは異常と考える必要があります。

Point 2

呼吸窮迫の段階で異常に気づくことが大切！

呼吸器系緊急事態での第一印象（表2）[2)]を認めたら，速やかに対応しなければなりません。

SpO_2が低下（酸素化が悪化）したり，$Paco_2$や$ETco_2$（安静時呼気終末二酸化炭素濃度）の上昇，つまり血中二酸化炭素分圧が上昇（換気が悪化）したりすれば，誰にでも呼吸状態が悪いことはわかります。こうした「呼吸不全」の状態に陥る前段階として，酸素化や換気が維持されていても呼吸パターンの悪化すなわち呼吸数の上昇あるいは陥没呼吸や鼻翼呼吸などが現れる「呼吸窮迫」の状態を早期に認識することは，非常に重要な臨床的センスです。

表2 呼吸器系緊急事態での第一印象

評価	呼吸窮迫	呼吸不全
意識状態	意識清明，不機嫌，不安，不安定	意識混濁，混乱，傾眠，間欠的な興奮や暴力的体動
筋緊張	座っていられる（生後4か月以上）	正常か低下
体位	三脚体位[＊1]をとる	三脚体位 疲れるにつれ，座位をとるのに支持が必要
呼吸数	正常より速い	頻呼吸と徐呼吸が交代で現れる。徐呼吸から死戦期呼吸
呼吸努力	肋間陥没，鼻翼呼吸，頸部呼吸補助筋使用[＊2]，シーソー呼吸	不十分な呼吸努力，胸の動き
聴診器なしで聞こえる呼吸音	吸気性喘鳴，呼気性喘鳴，うがい様音	吸気性喘鳴，呼気性喘鳴，呻吟，あえぎ呼吸
皮膚色	ピンクあるいは蒼白，酸素投与で消える中枢性チアノーゼ	酸素投与で消えない中枢性チアノーゼ，まだら模様皮膚[＊3]

〔宮坂勝之（訳・編著）：日本版 PALS スタディガイド 改訂版―小児二次救命処置の基礎と実践．p.78，エンゼルビア・ジャパン，2013 より一部改変〕

＊1）座った状態で手を膝について前傾し，下顎を前に突き出した姿勢。換気を高めるためにこの姿勢をとる。
＊2）呼吸がしづらいために，頸部の呼吸補助筋を動かすことで胸郭を広げ，吸気を助けようとする状態。いわゆる「肩で息をする」状態に近い。
＊3）網状チアノーゼ

ドクターからのひとこと

小児の呼吸を理解するにあたっては，小児・乳児・新生児と年齢が下がるほど機能的残気量（FRC）が減ってくる生理学を理解しておく必要があります。FRC は酸素化を規定する要素であり，これを維持するために小児では，声門下に生理的狭窄があったり，息を吐ききる前に吸うため多呼吸となって FRC を動的に維持したりしているのです。この FRC が維持できなくなる病態の進行や鎮静処置などで，急激に呼吸状態・酸素化が悪化して心停止に至ることは，小児の危険な特性の 1 つであり，そのメカニズムをよく理解して気持ちの備えを持つことが重要です。

Point 3
基本に忠実に！ 全身がよく見えるように

それでは，どのようにして呼吸を観察することが望ましいでしょうか？ きちんと観察するためには，胸郭全体が確認できるように，また正確な聴診を行うために掛物や衣類を外す必要があります。夜間の場合は，照明をつけることも必要です。その際，言葉が理解できない小児であっても，声をかける配慮が必要です。

ドクターからのひとこと

きちんと部屋の電気をつけ，胸部視診が可能なように衣服を脱がせたことは正しい判断です。患児の状態悪化を感じた時には，人を呼びかつ視認性をよくするために病室を明るくすることは当然なのですが，躊躇されがちです。また，衣服をしっかりと脱がせずに視診をおろそかにすることは，判断を誤るもととなります。さらに，聴診器よりも，まずは自分の目と耳と手を使って患児をよく見て聴いて，よく触れて，感じることが基本です。High Tech（technology）, High Touch です。

Tips

小児は，呼吸の悪化から容易に心停止に陥ります。モニター上の数値だけでなく，看護師Ａのように，「何かおかしい」と気づいたら，見て，聴いて，触れて観察し，行動することが非常に重要です。

呼吸状態の悪化を示す症状について理解しておくことが早期対応の鍵を握っています。看護師としての洞察力を養い，身体の異常を適切に訴えられない子どもの重症化を防ぐことが重要です。

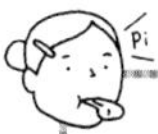

まとめ

SpO_2 の数値からだけでは呼吸不全のサインは読み取れません。呼吸状態や心拍数の変化から「何かおかしい」と感じたら，早急な対応が必要です！

引用文献

1）新井朋子：ICU に入室する小児の集中ケア―呼吸の特徴と評価のポイント．重症集中ケア，15（5）：102-110，2016．

2）宮坂勝之（訳・編著）：日本版 PALS スタディガイド 改訂版―小児二次救命処置の基礎と実践．エルゼビア・ジャパン，2013．

参考文献

・American Heart Association：PALS プロバイダーマニュアル　AHA ガイドライン 2015 準拠，シナジー，2018．

・川崎達也：小児呼吸不全の病態と治療，呼吸器ケア，9（11）：1066-1072，2011．

・宮坂勝之（訳・編著）：日本版 PALS スタディガイド 改訂版―小児二次救命処置の基礎と実践．エルゼビア・ジャパン，2013．

Case
2 胸は動いているようですけど…
――閉塞性無呼吸における呼吸音の評価

Case

在胎 38 週で出生した日齢 14 日の T ちゃん。自宅で感冒症状のある兄と接触し，不機嫌および哺乳不良のため救急外来受診。HR 165 回/分，BP 72/38 mmHg，$\mathrm{Spo_2}$ 95%，RR 52 回/分，BT 37.8 ℃，RS ウイルス感染症に伴う呼吸窮迫として入院となり，経鼻カニューレによる酸素 1 L/分投与，維持輸液，気管支拡張薬吸入を開始した。

夜間，$\mathrm{Spo_2}$ 低下を知らせるアラームが鳴り，受け持ち看護師 A が訪室したところ，T ちゃんは入眠しており $\mathrm{Spo_2}$ は 98%であったため，A はナースステーションに戻った。再びアラームが鳴り，A が訪室したところ，先輩看護師 B も続いてやってきた。

Scene

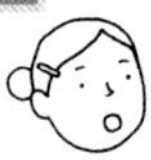
B 看護師

T ちゃん，どうかしたの?

さっきから $\mathrm{Spo_2}$ が下がってアラームが鳴っているんですけど，見に来るともう上がっているんですよね…。

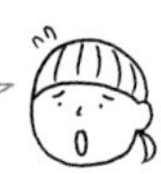
A 看護師

B：いくつまで下がっているの?

A：さっき見た時は $\mathrm{Spo_2}$ 75%まで下がっていました。

B：結構下がるね。酸素は使っているんだよね?

A：はい。1 L/分です。

B：痰は?

A：特にゴロゴロはいっていないですけど…。

B：う～ん…RS ウイルスだよね。呼吸はちゃんとしているの?

A：え…? はい。していました。

B：ちょっと喘鳴があるね…。

（2 人が話をしていると，再び SpO_2 が低下し始める）

A：あ，また下がり始めた…。

B：ん？ 無呼吸じゃない？

A：胸は動いているようですけど…。

（B は胸部聴診を始める）

B：あ，やっぱりエア入っていない。ちょっと吸引してみようか。

A：あ，はい。

（B は鼻腔吸引を行う）

B：まぁ，この子にしては中等量ぐらいかな。ちょっと様子見てみようか。

A：はい…。

（しばらく観察している）

B：とりあえずは大丈夫そうだね。

A：痰が原因だったんですか？

B：まぁ，そうかも知れない。閉塞性無呼吸だとは思うんだけど，中枢性無呼吸も混在しているかもしれないから，また下がるかもね。ちょっと先生に相談してみてくれる？

A：はい。わかりました。

生理食塩水による吸入の追加，および頻回の吸引にて徐々に T ちゃんの呼吸状態は改善してきた。

Point 1

乳児期の睡眠中の SpO_2 低下は無呼吸を疑う！

無呼吸とは，呼吸気流の停止を意味し，乳児期の無呼吸は，「20 秒以上の呼吸停止，または徐脈やチアノーゼ，顕著な筋緊張の低下を伴うより短い呼吸停止」[1] と定義され，中枢性，閉塞性，混合性に分類されます。また，「10〜15 秒の呼吸サイクルの間に 5〜10 秒の呼吸休止を伴うもの」を周期性呼吸といい，通常は心拍数の変化やチアノーゼを伴いません。

中枢性無呼吸は，呼吸中枢の未熟性のほか，感染症，中枢神経障害，代謝異常などが要因となります。閉塞性無呼吸は，小顎症，巨舌，声門下狭窄などの解剖学的要因や胃食道逆流のほか，呼吸器感染症，経鼻胃管，頸部屈曲，咽頭浮腫などが要因となります[2,3]。混合性無呼吸は，中枢性と閉塞性の要素を併せ持つものと考えられます。

新生児の無呼吸は，早期産児ほど高い頻度で生じます。また，健康な正期産児でも睡眠中に高頻度で低酸素症状を伴う無呼吸あるいは周期性呼吸を生じている[4,5,6]こともありますが，ほとんどは一過性で問題とはなりません。

ドクターからのひとこと

呼吸の二大要素は，酸素化（酸素の取り込み）と換気（二酸化炭素の排出）です。小児の呼吸モニタリングは手術室や集中治療室などの例外を除いて，酸素化しか見ていないことが多いです。呼吸状態の正しい評価は，まずその現状を知った上で，実際の呼吸の様子を五感を使ってよく観察することから始まります。また，無呼吸を起こす病態は 1 つとは限りません。患児の年齢，周産期情報，併存症などの背景を総合的に考える必要があります。

Point 2

無呼吸が疑われたら，中枢性か閉塞性かの鑑別と観察が必要!

無呼吸を疑ったら，視診や聴診によってその種類を鑑別します（表 1）。中枢性無呼吸では，胸郭の動きもなく呼気も発生しないため無呼吸を認識しやすいです。閉塞性無呼吸では，吸気時に腹部の著明な引き込みや陥没呼吸を認めます。聴診をすると，胸郭の動きに対して肺音が聴取されず，呼気も発生していないことで無呼吸を認識することができます。吸気性喘鳴や陥没呼吸などの閉塞性呼吸パターンを認めている患児では，入眠時に閉塞性無呼吸を生じる可能性を考慮して観察する必要があります。呼気の有無，呼吸数，呼吸音，呼吸パターンを適切に観察していきます。

生体情報モニターを装着して呼吸数をモニター表示させても，体動や心拍動，あるいは閉塞性無呼吸では胸郭や腹壁の動きがあり，正確

表1 無呼吸の分類と特徴

種類	原因	胸郭の動き	気流
中枢性無呼吸	呼吸中枢の未熟性／障害	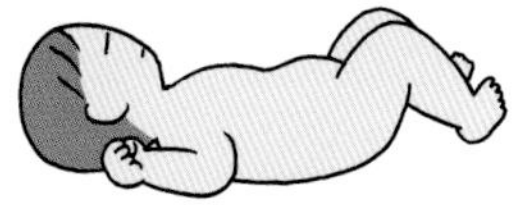 胸郭の動きなし	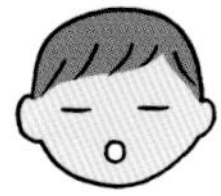 なし
閉塞性無呼吸	気道閉塞	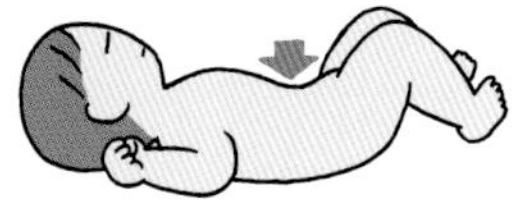 吸気時に腹部の著明な引き込みあり	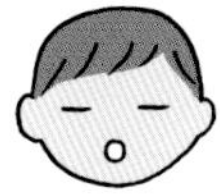 なし

に呼吸数を表示しているとは限りません。呼気の状況を把握できるモニターとして，$ETCO_2$ モニターがあります。表示される波形（カプノグラム）から鋭敏に無呼吸を検知できるので，その装着が役立つことも知っておいたほうがよいでしょう[7,8,9,10]。

ドクターからのひとこと

自然気道で自発呼吸の小児の場合，低換気を正確にモニタリングする方法は限られています。$ETCO_2$ モニターも一般的にどこの施設でもあるというものではないかもしれません。重要なことは，いかなるモニターを使用しても，モニターの数値を鵜呑みにするのではなく，慎重な観察と組み合わせて評価することです。

Point 3

小児（特に乳児）は，短い無呼吸でも低酸素に至る！

乳児は，胸郭が柔らかいために横隔膜の収縮によって胸腔内陰圧を生じても胸郭が凹みます。そのため，吸気努力に見合った換気量の増大は見込めません。また，機能的残気量（FRC）の絶対量が少ない一方で，酸素消費量は多く，成人に比べて短い時間の呼吸停止でも低酸素に至るまでの時間が非常に短い（ 表2 ）という特徴があります[11,12]。

まずは，原因を検索し随伴症状を把握します。必要であれば吸引や体位調整など気道開通性の確保，電解質や血糖の是正を図ります。著しい低酸素血症や高度の徐脈を伴う無呼吸が繰り返される場合，酸素投与を行い，人工呼吸管理や薬物療法も考慮されることがあります。

ドクターからのひとこと

酸素化低下で気づいた時には遅い可能性があります。多くの呼吸障害では，酸素化低下を起こす前から低換気による CO_2 貯留が始まっています。小児の中でも，新生児の呼吸生理は特殊だといえます。さらにその中でも帝王切開や胎児ジストレス，早産・低出生体重などの問題があって出生した児の場合，適応障害といって呼吸パターンが不規則になりやすかったり，短い無呼吸から真の無呼吸に至りやすいことが知られています。

表2　機能的残気量と酸素消費時間

	新生児	小児	成人
	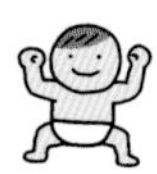	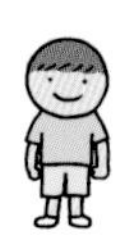	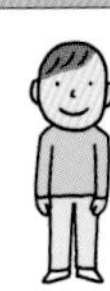
FRC（mL/kg）	17	20	50
酸素消費量（mL/kg/分）	10	8	4
消費時間（秒）	20	32	150

〔文献11）を参考に作成〕

Tips

このケースでは，胸の動きに惑わされて，無呼吸の認識や Sp_{O_2} 低下の原因検索ができていなかったといえます。胸の動きがあっても無呼吸はあります。乳幼児の呼吸器感染症や上気道狭窄，中枢神経障害など無呼吸のリスクがある場合には，胸郭の動きとそれに合わせた呼吸音の聴診が原則で，努力呼吸があり，呼吸音が聴こえない時は直ちに介入が必要です。

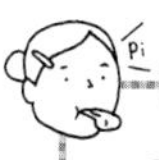

まとめ

胸が動いているからといって無呼吸ではないとは限りません。Sp_{O_2} が低い場合は無呼吸を疑い，呼吸音の聴診や視診を行いましょう。小児の無呼吸は急速に進行します！

引用文献

1）National Institutes of Health, Consensus Development Conference on Infantile Apnea and Home Monitoring, Sept 29 to Oct 1, 1986. Pediatrics; 79: 292-299, 1987.
2）Katz ES, Mitchell RB, D'Ambrosio CM: Obstructive sleep apnea in infants. Am J Respir Crit Care Med, 185(8): 805-816, 2012.
3）Hazinski MF: Nursing Care of the Critically Ill Child, 3rd Edition. pp.495-496, Elsevier, 2013.
4）Hunt CE, Corwin MJ, Lister G, et al: Longitudinal assessment of hemoglobin oxygen saturation in healthy infants during the first 6 months of age. Collaborative Home Infant Monitoring Evaluation (CHIME) Study Group. J Pediatr, 135(5): 580-586. 1999.
5）von Czettritz G, Bax RT, Eckardt T, et al: Periodic breathing with periodic oxygen variation in infancy. Wien Med Wochenschr 146(13-14): 317-319, 1996.
6）Kelly DH, Stellwagen LM, Kaitz E, et al: Apnea and periodic breathing in normal full-term infants during the first twelve months. Pediatr Pulmonol , 1(4): 215-219, 1985.
7）Dziewas R, Hopmann B, Humpert M, et al: Capnography screening for sleep apnea in patients with acute stroke. Neurol Res, 27(1): 83-7, 2005.
8）Langhan ML, Li FY, Lichtor JL: The impact of capnography monitoring among children and adolescents in the postanesthesia care unit: a randomized controlled trial. Paediatr Anaesth, 27(4): 385-393, 2017.
9）Krauss BS, Andolfatto G, Krauss BA: Characteristics of and Predictors for Apnea and Clinical Interventions During Procedural Sedation. Ann Emerg Med, 68(5): 564-573, 2016.
10）Lightdale JR, Goldmann DA, Feldman HA: Microstream capnography improves patient monitoring during moderate sedation: a randomized, controlled trial. Pediatrics, 117(6): e1170-1178, 2006.
11）川名 信：新生児の麻酔. 日臨麻会誌，28(4): 564-572，2008.
12）竹内宗之，橘 一也：小児呼吸管理のコツ. ICUとCCU，35(11): 1013-1019，2011.

Case 3

呼吸が時々止まるんです!?
――無呼吸の種類と介入

Case

在胎29週，体重1,200 gで出生しNICU入院中のPちゃん。出生日から末梢穿刺中心静脈カテーテル(PICC)が右手に留置されている。現在日齢22となり，nasal-CPAP(経鼻持続的気道陽圧法)による人工呼吸管理と，呼吸中枢刺激作用のある薬物投与，微量注入による経管栄養を行っている。

朝，深夜勤務のA看護師が保育器の中のPちゃんに向かって一生懸命声をかけながらアラームに対応していた。フロアをラウンド中だった認定看護師のBが，状況を尋ねた。

Scene

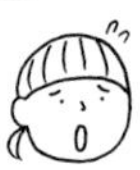
A看護師

Pちゃん! 頑張ってー! 息止めちゃだめだよ! ほら! ちゃんと息をして!

どうしたの? アラームが鳴っていたみたいね。

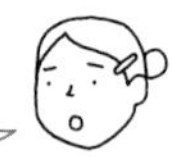
B看護師

A：はい，Pちゃんが時々呼吸を止めて，(心拍・$\mathrm{SpO_2}$を) 落とすんです。

B：いつから? Pちゃん，最近は呼吸が落ち着いていたと思うけど。

A：はい。この3時間くらいの間に急に呼吸を止めるのが増えてきた感じですかね。もう，どうしちゃったの? って感じです。

B：先生には報告したの?

A：え? してません。**だって，ちゃんと戻ってきますから。繰り返してるし，周期性もあると思うんですよね。**

B：でも，無呼吸が頻回なんだよね? カフェインまだ継続してると思うけど，ちゃんと与薬されているか確認したの?

A：あ，いえ，確認はしてないです。けど，実施されてたと思います。

B：ミルクは60分注入か。胃管の固定も問題なさそうだね。注入中に$\mathrm{SpO_2}$が落ちるとか，おなかが張って苦しそうとか，そういうのはないの?

A：おなかはちょっと張ってて，残乳がちょっと増えてますけど，苦しそうとかいうのはないです。寝てて呼吸止めて，落とすんです。

B：熱は？ 血圧は？ 元気はあるの？ 夜は，泣いたりしてた？

A：熱はないです。あぁ，そういえば，夜は全然泣いてなかったなぁ。

B：PIカテーテルがまだ入ってるのね。このPIって，いつ入れたもの？

A：え？ PIカテーテルですか？ これはえーっと，ちょうど3週間くらい前ですね。

B：Aさん，とにかくPちゃんの無呼吸を先生に報告しましょう。

当直医に報告後，すぐに採血が行われ，カテーテル関連血流感染が疑われた。すぐにカテーテルは抜去され，抗菌薬の投与が開始された。

Point 1 無呼吸を周期性呼吸と思い込んではいけない

呼吸が時々止まるという状態が観察される時，それが無呼吸なのか周期性呼吸なのかを判別してとらえることは，異常か正常かを見分ける最初のステップです。呼吸停止時間，徐脈の有無，チアノーゼ（Spo_2低下）の有無がアセスメントの手がかりとなります。呼吸停止が20秒以上，または呼吸停止が20秒未満でも徐脈やチアノーゼ（Spo_2低下）を伴えば「無呼吸」です[1)]。無呼吸は異常な状態であり，放置してはいけません。周期性呼吸は10〜15秒の呼吸サイクルの間に5〜10秒の呼吸休止を伴うものです。動脈血酸素飽和度の揺らぎに対する化学受容器の反応によるもので，治療を必要としない正常の呼吸パターンであるとされています。しかし両者の境界は不明瞭なところがあります。

ドクターからのひとこと

周期性呼吸は早産児でも正期産児でもみられます。呼吸休止が5〜10秒ほどで，徐脈やチアノーゼにならないのが特徴です。周期性呼吸は正常な呼吸パターンなので基本的には治療介入は不要ですが，実際の現場ではSpo_2低下の頻度や程度によっては，酸素投与などで対応することもしばしばあります。

Point 2
早産児無呼吸発作を理解しよう

無呼吸はその原因からみると，呼吸中枢の未熟性に伴う原発性無呼吸と，何らかの疾患や病態あるいは薬などが原因で起こる続発性無呼吸の2つに大別されます。未熟性に伴う原発性無呼吸は早産児に特有なもので，「早産児無呼吸発作」と呼ばれます。正期産児では原発性無呼吸を起こすことは通常なく，無呼吸が起こる場合には続発性無呼吸の可能性が高く，早急な原因検索・対応が必要になります（表1）。

早産児の原発性無呼吸は，在胎期間が短い早産児ほど高く，31〜30週の児で約54%，29週以下の児でほぼ100%にみられます[2)]。患児の成熟に伴って修正33週頃から頻度は少なくなり，修正37週までに軽快するのが通常です。しかし，在胎28週0日未満で出生した超早産児の場合は早産児の中でも特に未熟性が強く，修正40〜43週まで無呼吸が遷延しうるといわれます[3)]。早産児に無呼吸が繰り返し観察されている場合，それが患児の未熟性に伴う原発性無呼吸なのか，それとも何らかの疾患や病態により無呼吸が誘発あるいは助長さ

表1 続発性無呼吸の原因となるもの

疾患・病態	気道閉塞・気道狭窄 頸部の過度の屈曲・伸展 舌根沈下，喉頭痙攣，喉頭軟化症，気管軟化症 不適切な胃管留置状態でのミルク注入や胃食道逆流現象，腹部膨満 不適切な外的環境因子による高体温（うつ熱），低体温 カテーテル関連血流感染，敗血症，髄膜炎，壊死性腸炎 頭蓋内出血，痙攣，貧血など
呼吸抑制をきたす薬剤	麻薬（モルヒネ塩酸塩，フェンタニル） 抗痙攣薬（フェノバール®，ダイアップ® 坐剤） 催眠鎮静薬（ドルミカム®，トリクロリール® シロップ 10%） プロスタグランジン E_1 製剤（リプル®） 検査用散瞳点眼剤（ミドリン® P）など
周術期	麻酔薬 術操作による気道の浮腫
母体薬剤・分娩時麻酔	新生児薬物離脱症候群 sleeping baby

れて起こっている続発性無呼吸なのかの鑑別は，患児の生命予後にかかわることもあり，重要です。症例Pちゃんのように，一旦落ち着いていた無呼吸の頻度が増加したり，回復が悪くなる時は，原発性無呼吸に続発性無呼吸が重なって起きている（あるいは起き始めた）可能性が高く，すぐに医師へ報告しなければなりません。時期を逸することなく適切な治療を施すには，日々患児をケアしている看護師の細やかな観察が極めて重要です。「いつもと様子が違う」「なんとなくおかしい」という感覚がとても大切です。

ドクターからのひとこと

一般的に早産児では呼吸中枢の未熟性に伴う原発性無呼吸が多く，逆に健康な正期産児の無呼吸の頻度は0.1％と少ないので，正期産児に無呼吸が出現した場合は続発性無呼吸を疑って，原因検索を行う必要があります。

また，早産児無呼吸発作は基本的には除外診断になります。また，早産児であればあるほど，「元気がない」という評価がそもそも難しくなります。いつもに比べて「体動が少ない」「ベースの Spo_2 変動が少ない（＝元気がなくて動かないから）」「処置時に泣かない」「身体の色が悪い」などは，時に無呼吸に限らず状態悪化を示す重要なサインであり，また日々の観察があってこそわかる所見です。

無呼吸の頻度が増えたり程度が悪化した場合は，血液検査やX線検査，超音波検査等で続発性無呼吸発作を否定することが大切です。

Point 3 無呼吸の病態は，中枢性，閉塞性，混合性の3つでとらえる

臨床では，モニターのアラームによって患児の無呼吸に気づくことが多いと思います。アラームが鳴った際に看護師がまずしなければならないことは，すぐに駆け寄って，実際に自分の目で患児の呼吸状態を確認することです。無呼吸の病態は呼吸努力と気流停止に基づいて，中枢性，閉塞性，混合性に分類されます[1)]。中枢性無呼吸は，呼吸中枢の働きが未熟か抑制されることにより呼吸が止まるため，呼吸

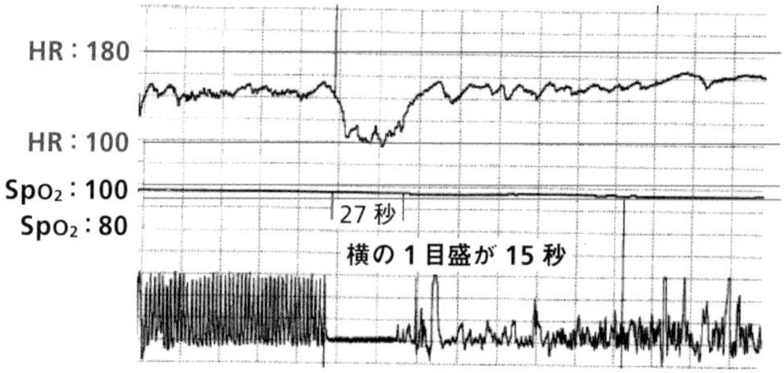

図1 **中枢性無呼吸**[4)]
無呼吸とHR低下が同時に発生している。

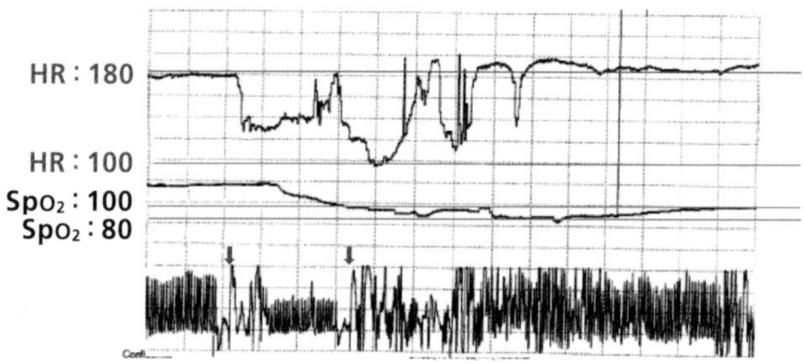

図2 **閉塞性無呼吸**[4)]
図の⬇部分では，気道が閉塞し空気の出入りはない。
ファイティングのため無呼吸アラームが鳴らないが，HR，SpO_2 低下によりわかる。吸引などの処置を行う。

努力と気流の両方が停止し，胸郭や腹壁の上下運動がまったく見られません（図1）。閉塞性無呼吸は，呼吸努力はしており呼吸しているかのように見えますが，実際には上気道の閉塞・狭窄により気道内の気流が停止し，有効な呼吸は行えていません（図2）。混合性無呼吸は，中枢性と閉塞性の要素を併せ持つもので，早産児無呼吸発作の50〜75%は混合性が占める[3)]といわれています。早産児に混合性が多いのは，呼吸中枢の未熟さだけでなく，気道が細くて柔らかく，内腔も狭いため，気道が容易に閉塞・狭窄しやすいということと関連していると考えられています。

Point 4
無呼吸はケアで予防できることもある

早産児無呼吸発作を助長させないよう看護師が特に配慮しなければならないことは，患児の体温を適正に管理することです。新生児は体温調節可能温度域が狭いため環境温度の影響を受けやすい[5)]という特徴があります。着せすぎや保育器の温度・湿度の不適切な設定による高体温（うつ熱）や，低体温は無呼吸の原因となるため，絶対に避けなければいけません。

実際に無呼吸が見られた時の初期対応としては，患児の足底や背中をやさしくさすり，皮膚刺激で自発呼吸を促します。そして，呼吸・心拍が回復して SpO_2 値が安定するまで患児のそばを離れずに観察し，必要に応じて酸素投与やバッグ・バルブ・マスク（BVM）による呼吸補助を行います。

閉塞性が疑われる場合は，気道確保が必要です。分泌物による気道閉塞が疑われる場合は先に吸引を行って気道を開通させ，仰臥位であれば肩枕を挿入して気道を確保します。

普段から気道狭窄や気道閉塞の可能性を気にかけ，喘鳴の出現に注意したり，体位変換後に SpO_2 値のベースラインがわずかに低下した場合には頸部のポジショニングに問題がないか確認するなど，リスクを念頭においた予防的なかかわりが大切です。頸部の過度の屈曲・伸展を避け，頭部と体幹の軸がねじれないようにすることがポイントです。

また，nasal-CPAP をしている患児ではプロングが鼻腔内でずれて折れ曲がったり，気管挿管や気管切開が行われている患児の場合は固まり状の分泌物や肉芽形成によって人工気道が閉塞・狭窄することもあるため注意が必要です。そのほか，経管栄養を行っている患児では，胃管の挿入長に問題がないか注入のたびに確認したり，胃内の減圧や腸管内のガス抜き・排便ケアを行って腹部膨満を軽減させ，無呼吸を予防するケアを行います。

ドクターからのひとこと

実際の現場では，医師はモニターからの情報も参考にしてはいますが，無呼吸発作を目にした看護師からの情報（患児の胸郭運動や体位がどうだったのか，イベント中のエピソードだったのか，など）のほうが無呼吸発作の病型診断に役立つことが多いです。また，未熟性が高い患児ほど，ちょっとした体位や体温管理の不具合で無呼吸を惹起してしまうこともありますので，気をつけましょう。

Tips

無呼吸と周期性呼吸は異なります。無呼吸は異常であり，放置してはいけません。早産児の無呼吸は原発性と続発性の 2 つに大別され，原発性無呼吸に続発性無呼吸が重なって起きることもあります。早産児では両者の鑑別が患児の生命予後に関わることもあるため重要です。

正期産児に原発性無呼吸が起きることは通常ありません。無呼吸が起きる場合は続発性無呼吸の可能性が高いため，早急な原因検索・対応を必要とします。

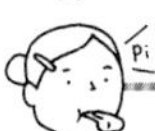

まとめ

続発性無呼吸は，重篤な疾患の初発症状であることがあります。無呼吸の症状に加え，体動が少ない，泣かないなど今までとは違うと思ったら早急な対応を！

引用文献

1) Eichenwald EC: Apnea of Prematurity. Pediatrics, 137 (1) : 1-7, 2016.
2) Zhao J, Gonzalez F, Mu D: Apnea of prematurity: from cause to treatment. Eur J Pediatr, 170 (9) : 1097-1105, 2011.
3) 新生児医療連絡会（編）: NICU マニュアル 第 5 版，pp.260-264，金原出版，2014.
4) Philips 社 : OxyCRG アプリケーションノート．フィリップス・ジャパン，2018.
5) 仁志田博司 : 体温調節と保温．仁志田博司（編），新生児学入門 第 5 版，p.126．医学書院，2018.

参考文献

- American Academy of Sleep Medicine: International Classification of Sleep Disorders 3rd ed, 2014.
- Grenville F, Nicholas H, Timothy W: Oxford Handbook of Neonatology 2nd ed. p.126, Oxford University Press, 2017.
- Nafday SM, Long C: Respiratory distress and breathing disorders in the newborn. In McInerny TK, Adam HM, Cambell DE, et al. (Eds.), American Academy of Pediatrics Textbook of Pediatric Care 2nd ed. p.882. American Academy of Pediatrics, 2016.
- 大城 誠 : NICU における感染管理，感染症の検査．日本新生児成育医学会（編），新生児学テキスト．p.619，メディカ出版，2018.
- 新生児医療連絡会（編）: NICU マニュアル 第 5 版，金原出版，2014.

Case 4 Spo$_2$ 低下 !? まずは酸素投与しないと！

——先天性心疾患に対する酸素投与

Case

既往に VSD（心室中隔欠損症，中等度の欠損）がある生後 4 か月の M ちゃんは，朝から発熱・鼻汁・喘鳴・陥没呼吸があり，夕方 ER を受診。RS ウイルスによる細気管支炎と診断され入院となった。入院時のバイタルサインは，BT 39.3 ℃，HR 177 回/分，RR 56 回/分，Spo$_2$ 97%，肋骨弓下に陥没呼吸を認めた。Air によるベネトリン® 吸入と Spo$_2$ 94% 以下で酸素 6 L/ 分投与開始・0.5〜1 L/分で酸素量調節の指示が出た。

翌日，B 看護師が，ミルクの残っている哺乳瓶を持って退室する後輩の A 看護師とすれ違った。B 看護師がふと隣のベッドの M ちゃんを見ると，酸素使用下で Spo$_2$ 100% なのに陥没呼吸と多呼吸があり，気になって受け持ちの A 看護師に状況を尋ねた。

Scene

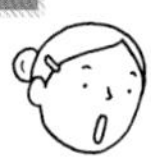

B 看護師

M ちゃん，酸素始まったんだね。

そうなんです。深夜帯から鼻汁が多くなってきたみたいで，こまめに吸引してるんですけど，だんだん Spo$_2$ が下がってきて 92〜93%をふらふらし始めて。次の吸入まで時間があるので，2 時間前に指示通り酸素 6 L/ 分から開始したんです。

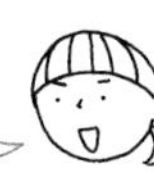

A 看護師

B：酸素始めてから，バイタルや呼吸努力の改善はあった?

A：**Spo$_2$ は 100% を保てています。**でも，呼吸数や呼吸努力は…，あまり変わらないです。入院前から多呼吸と陥没呼吸は継続しています。心拍数は 140〜150 回/分くらいです。

B：そうなんだ。ねえ，さっき片づけてたミルクは M ちゃんの?

A：はい。ミルク欲しがらなくって。朝もあまり飲めてなかったみたいです。RS にかかって 2〜3 日目だから，今が症状のピークなのかなって。ちょうど呼吸苦しくなる頃だし，点滴から輸液もいってるから様子みてるんですけど。

B：そっか。たしかMちゃん，既往にVSDあったよね。何か薬を飲んでる?

A：いいえ。飲んでいません。

B：そうなんだ…。ちょっとMちゃん見てみるね。(モニターを確認しながら聴診・触診をする) 気道は開通してるし，呼気性喘鳴はあるけど換気はできている，多呼吸で，心拍数は158回/分か。心雑音あり。皮膚は湿ってて，結構汗かいてるね。おしっこは出てるのかな? ぐったりしていて，熱は少しありそう…。レントゲンでCTR (心胸郭比) はいくつだった?

A：ミルク前におむつ交換しましたが…そういえば，量が少なかったです。レントゲンは入院時にERで撮っていて，CTRはどうだったかな，確認します。…CTRは58.4%でした。あっ，先生が午後心エコーするって言ってました。

B：なるほど。もしかすると呼吸状態が悪いのはRS細気管支炎だけじゃなくて，心不全によるところもあるかもしれないから，先生に状態報告したほうがいいね。酸素はSpo_2が94%以下なら開始の指示だったんだよね。

A：はい，そうです。

B：じゃあ，Spo_2 95%を保つことを目標に，酸素は減量していこうか。

A：はい，わかりました。先生に報告してきます。

X線検査と心エコーの結果，細気管支炎罹患を契機に心不全と肺高血圧が悪化したと推測されたため，利尿剤の静脈注射を行った。その後は，利尿剤使用後のバイタルサインと呼吸状態の変化を確認していくことになった。

Point 1
呼吸状態悪化の原因は，呼吸器系にあるとは限らない！

細気管支炎は，細気管支の炎症により細気管支上皮の壊死や浮腫，分泌物の貯留をきたす閉塞性の呼吸困難をきたしやすい疾患です。乳幼児ではRSウイルスの感染によるものが多く，冬季に流行します。生後3か月未満の乳児や早産児，先天性心疾患・呼吸器疾患を有している小児では重症化することが多いため，これらを有する小児がRSウイルスによる細気管支炎に罹患した時には，注意深い観察が必要です。RSウイルスの流行期には，パリビズマブ(シナジス®)投与による重症化防止が病態によっては行われています。

一方，心不全とは，何らかの原因により心機能が低下し，組織代謝に必要な血液量を心臓が送り出せなくなった結果，全身の組織への血流，酸素の供給が不十分となった病態です。小児の心不全の原因で最も多いものは，先天性心疾患です。一般的に，出生直後は生理的肺高血圧により肺動脈圧と大動脈圧はほぼ等しく，動脈管閉鎖に伴い2週間ほどかけて肺血管抵抗は低下していきます。しかし，VSDで欠損孔が比較的大きい場合，肺血管抵抗の低下は遅れるため，生後6～8週頃になると肺血管抵抗の低下に伴う左右短絡量の増加により，肺血流量は増加し，呼吸不全・心不全を呈してくるようになります。さらに肺血流量増加により肺うっ血をきたし，肺のコンプライアンス低下から，多呼吸や陥没呼吸などを認めるようになってきます。

このケースでA看護師は，「RSウイルス感染による呼吸状態の悪化」というアセスメントをし，指示通り酸素投与を開始しました。軽い咳嗽，鼻汁で発症したRSウイルスによる細気管支炎は，次第に呼吸努力の増加や喘鳴，多呼吸が見られるようになります。2～3日目が悪化のピークといわれており，確かにMちゃんに当てはまります。ではなぜ，B看護師は呼吸状態悪化の原因は，RSウイルスによる細気管支炎だけではなく心不全にもあると気づいたのでしょうか。

心不全でも，陥没呼吸や哺乳力低下など細気管支炎と同じような症状を呈することがあります。つまりB看護師は，細気管支炎をはじめとする呼吸器疾患の症状は心不全の症状でもあり，間違えやすいということを認識し，MちゃんにVSDという既往があることを踏まえた上で，観察やフィジカルアセスメントを行っていたのです。

組織代謝に必要な酸素は，呼吸により外界から取り込まれ，血液に溶け込んだ酸素が心臓の働きにより身体の各組織に運ばれていくため，呼吸と循環は切っても切り離せない関係にあります。そのため，呼吸状態が悪いから原因は呼吸器系にあると考えるだけではなく，循環についてもアセスメントしていくことが大切です。

Point 2
先天性心疾患に対する酸素投与は慎重に！

酸素療法の目的・適応は 表1 [1] に示す通りで，一般的に Spo_2 が低下した場合は酸素投与を行います。

しかし，酸素には肺血管抵抗を低下させたり，動脈管を収縮させたりする特性があるため，肺体血流が混合する血行動態の先天性心疾患では，酸素を投与することにより，肺体血流のバランス（肺体血流量比＝体血流量／肺血流量）が崩れ，血行動態に影響（ 表2 ）を与えることがあります。そのため，先天性心疾患に対する酸素投与は慎重に検討し，血行動態を理解した上で，心不全・肺うっ血についてもアセスメントし，酸素投与は必要最低限にとどめることが必要です。

表1 酸素療法の目的・適応

目的	酸素供給が正常にできない場合に酸素を供給することにより，低酸素症状を改善・緩和し，呼吸を安楽にすること
適応	換気不足，呼吸不全，高熱や外傷，手術後などの酸素消費量増大時，貧血時など，一般的に Spo_2 95％以下，動脈血酸素分圧 Pao_2 60 mmHg 以下の低酸素状態の時

〔文献 1）を参考に作成〕

表2 肺体血流混合型の先天性心疾患に与える酸素の影響

	血行動態	主な疾患
肺血流増加型	**酸素投与**➡肺血管抵抗低下➡肺血流量増加➡肺うっ血，うっ血性心不全	大きなVSD，完全型房室中隔欠損，総肺静脈還流異常など
動脈管依存型	**酸素投与**➡動脈管収縮➡体血流量低下・肺血流量低下➡ショック	体循環：左心低形成症候群など 肺循環：肺動脈閉鎖など

ドクターからのひとこと

酸素投与は一般に循環動態を改善しますが，一部の先天性心疾患では悪化させることがあります。SpO_2 が 100% ということは，動脈血の酸素分圧が必要以上に高い可能性も考え，投与量を調整するべきです。特に，診断がついてない呼吸困難やチアノーゼのある新生児では，酸素投与で状態が改善しない場合，先天性心疾患を鑑別しなければなりません。

Point 3

キーワードは「評価－判定－介入」

このケースでは，B 看護師がふと隣のベッドの M ちゃんを見た時に，酸素使用下で SpO_2 100% なのに陥没呼吸と多呼吸があることが気になったことで，早期の対応につながった症例です。B 看護師は，酸素投与による呼吸状態の改善がないことから，入院時の診断名に引っ張られることなく，M ちゃんを観察し直し，呼吸状態悪化の原因は RS ウイルス感染による細気管支炎(呼吸)だけにあるのではなく，心不全(循環)が影響しているのではないかというアセスメントに至りました。PALS(小児二次救命処置)では，この B 看護師の一連の行動を「評価－判定－介入」(図1)という手順として，何か介入をした時や小児の状態が変化または悪化した時に，小児の状態が安定するまで繰り返し行うよう推奨しています[2)]。

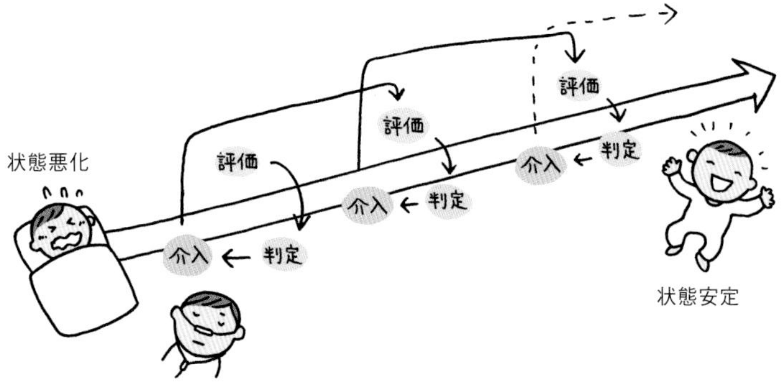

〔文献 2)を参考に作成〕

図1 「評価−判定−介入」の手順

Tips

小児は，生理学的にも解剖学的にも機能が未熟で，予備力が少なく容易に状態悪化をきたし，言語機能も獲得過程にあるため自覚症状を的確に訴えることができません。また，先天性心疾患の小児は，感染を契機に状態が悪化し，重症化することがあります。さらに，RS ウイルスによる細気管支炎に罹患した乳児では急激に全身状態が悪化することが多く，無呼吸発作が出現することもあります。看護師は，これらのことを注意深く観察し，それぞれ症状や所見を単独で考えるのではなく総合的にとらえ，フィジカルアセスメントや病態評価を繰り返し行っていくことが大切です。

また，先天性心疾患の肺血流増加型や動脈管依存型では，安易な酸素投与は肺うっ血による心不全やショックを起こしてしまうことがあります。姑息術や根治術により血行動態は変化するため，現在の血行動態を理解した上で，酸素投与に対する医師の指示を理解し，看護していく必要があります。

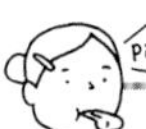

まとめ

酸素投与しても呼吸状態が改善しない場合，心不全の可能性も考えたアセスメントが必要です！

引用文献

1）松岡真理：検査・処置を受ける子どもの看護．系統看護学講座専門分野Ⅱ小児看護学① 第 13 版 小児看護学概論 小児臨床看護総論．p.464，医学書院，2018.

2）American Heart Association：PALS（小児二次救命措置）プロバイダーマニュアル AHA ガイドライン 2015 準拠．シナジー，2018.

参考文献

・高橋長裕：図解先天性心疾患―血行動態の理解と外科治療（第 2 版）．医学書院，2007.
・馬場一雄（監修）：呼吸，改訂 小児生理学．pp.113-129，へるす出版，1994.
・三浦 大（編）：はじめて学ぶ小児循環器．診断と治療社，2015.
・山内豊明：フィジカルアセスメントガイドブック 目と手と耳でここまでわかる 第 2 版．医学書院，2011.

Case
5
呼吸が速いんですけど…
――循環血液量減少性ショックの認識

Case

1 歳 6 か月の Q くん。4 日前からの嘔吐・下痢症状と経口摂取困難のため受診。2 日前にも受診しているが，その時は水分摂取が行えていたため帰宅していた。

現在，嘔吐・下痢は軽減傾向だが，食事は全く摂取できず，水分摂取もほとんどできない。排尿は 12 時間なく，口唇は乾燥している。母親に抱っこされ泣いているが涙は見られない。

体重は 1 週間前に 11 kg，受診日は 9.9 kg であった。最初に対応した看護師は，Q くんの状態が悪いと判断して観察室に案内した。A が受け持ち看護師となり引き継ぎ，リーダー看護師である B に Q くんの状態を報告した。

Scene

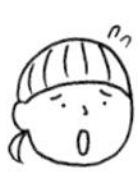
A 看護師

今，観察室に入ってきた Q くんなんですが，具合が悪そうなんです。

どう悪そうなの?

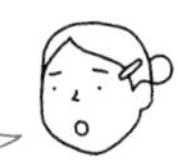
B 看護師

A：嘔吐・下痢と経口摂取不良で受診したんですが，呼吸が速くて苦しそうなんです。

B：バイタルサインはどうなってる?

A：心拍数 156 回/分，呼吸数 66 回/分 ,Spo$_2$ 99%，体温 36.6 ℃，血圧 86/60 mmHg，CRT（毛細血管再充満時間）3 秒でした。

B：末梢冷感や皮膚の状態はどう? 意識レベルは大丈夫?

A：ややぐったりしていますが，声をかけるとこちらを向き，嫌がる様子をみせます。四肢の末梢冷感と皮膚の網状チアノーゼがあります。とにかく呼吸が速いんです。

B：すぐ医師に診察してもらおう。

医師：（Q くんの診察をして）ショックだね。生食で末梢ライン確保して。

急速投与が必要になるよ。その時採血もするね。嘔吐と下痢が続いているし，経口摂取もできていないから脱水が進行しているかもね。脱水による hypovolemic shock（循環血液量減少性ショック）が考えられるね。

（A が静脈路確保の準備をし，医師は静脈路確保する）

A：生食の投与を開始しました。

医師：循環状態が悪いから，生食を 20 mL/kg でボーラス投与するよ。

（医師により生理食塩水 20 mL/kg が 3 回投与された）

A：バイタルサイン再検しました。心拍数 140 回/分，呼吸数 44 回/分，Spo_2 100%，血圧 102/57 mmHg です。

その後，Q くんの状態は安定してきたため，補液しながら入院し，経過観察を継続することとなった。

Point 1
循環動態の異常は呼吸にも現われる

何らかの原因により体内の循環血液量が減ると前負荷が減少し，1 回心拍量と心拍出量の低下を引き起こします。その結果，組織灌流不足により循環血液量減少性ショックを起こします。この状態になると組織の酸素供給能力を補うため，血管抵抗の上昇，頻脈，心筋収縮の増加などの代償機能が働き，特有の徴候（表 1）が現れます。

循環血液量減少性ショックの状態では体内でエネルギーを作ろうとする時，嫌気代謝が行われるようになり，代謝性アシドーシスに傾くことがあります。この際に，アシドーシスを改善しようと呼吸性アルカローシスになろうとします。これは二酸化炭素を排出する呼吸性アルカローシスで代謝性アシドースを和らげようとするものです。その結果，多呼吸が生じるのです。このことから呼吸が速いことは呼吸機能が悪いだけではなく，循環障害が生じていることも表すということがわかると思います。呼吸の観察は循環動態の評価にも必要不可欠になるのです。

小児は成人よりも組織への酸素需要が多いため，特徴として循環障

表1 循環血液量減少性ショックに一致する所見

呼吸	増加（悪化すると減少）
心拍数	増加
血圧	・脈圧の減少 ・収縮期血圧は正常から悪化すると低下
皮膚	蒼白，網状チアノーゼ
末梢循環	CRT（毛細血管再充満時間）遅延
意識レベル	正常から低下
血液	アシドーシス

害が生じると短時間でショックに陥る傾向があります。循環血液量減少性ショックとは血行動態からみたショックのタイプの1つであり，基本的にはショックの病態を理解することが危機的状態の回避につながります。

さらにショックは重症度から代償性ショックと低血圧性（非代償性）ショックに分けられます。代償機能が働いている段階では低血圧に至りません。しかし，小児の場合は代償機能が崩れると一気に低血圧に陥り（低血圧性ショック），心肺停止へと進みます。代償性ショックから低血圧性ショックへの移行は数時間，低血圧性ショックから心停止には数分で至る可能性があるともいわれています。そのため初期の代償性ショックの徴候を早期に認識し，的確に治療の介入を行うことが重要になります。

代償性ショックの徴候には，心拍数の増加による頻脈，末梢血管抵抗の上昇による冷汗や蒼白・毛細血管再充満時間の延長・末梢脈拍の微弱，内臓血管抵抗の上昇による乏尿，大脳自己調節機能による意識レベルの低下などがあります。これらは状態変化の指標になるので，経過観察をする上で重要な項目です。

ドクターからのひとこと

小児のバイタルサインを正確に評価するのは意外に難しいことです。救急外来で白衣を着た初対面の医療者が近づけば小さな子どもはたいてい泣きます。身体の具合が悪ければなおさらです。生理食塩水のボーラス投与は低侵襲な治療ではありません。PAT* 不良であれば直ちに処置に入る必要があります。その一方で余裕がある場合には正確なバイタルサインを取れるよう，子どもたちを泣かさないような工夫をしたいものです。

＊ PAT（小児アセスメントトライアングル）とは，救命のために迅速な判断が必要とされる現場で，道具を用いることなしに生理学的な評価を容易に行うための方法です。PAT は 3 つの要素（外観・見かけ，呼吸状態，循環・皮膚色）で成り立っており，これらの小項目を評価することで，「何となく元気がない」という患児の状態を具体的に表現することが可能となります。

Point 2 循環血液量減少性ショックは脱水の認識が大事

小児のショックで最も多いタイプが循環血液量減少性ショックです。循環血液量減少性ショックが起こる体液喪失の原因としては，非出血性と出血性が挙げられます。非出血性には嘔吐・下痢・熱中症・糖尿病性ケトアシドーシス（DKA）・熱傷・腹膜炎などがあり，出血性には血管損傷・肝臓破裂・脾臓破裂・頭蓋内出血などがあります。小児では非出血性の割合が高く，日常生活の中でよく起こる嘔吐・下痢からの脱水が多いといわれます。そのため小児における脱水は循環血液量減少性ショックに至る可能性が高く，注意して観察をしなければいけません。

小児が成人に比べ脱水になりやすい理由は，①身体の体液組成のうち水分の占める割合，特に細胞外液量の占める割合が高い，②体重あたりの必要水分量が多く，不感蒸泄量が多い，③低出生体重児，新生児では尿濃縮力が未熟である，④低出生体重児，新生児，乳児は口喝を自覚して水分を摂取することができない，⑤ウイルス性疾患に罹患すると経口摂取ができず，水分，電解質の摂取量が低下し，嘔吐・下痢により水分，電解質の喪失が起こりやすい，などがあります[1)]。脱水とは電解質を含む水分の喪失であり，体重と全身の水分喪失量で重症度が決まります。そのため脱水の程度とその症状（表 2）を把握することは，循環血液量減少性ショックを認識するために必要不可欠となります。

表2 脱水の程度と症状

		軽度	中等度	重度
体重減少	乳児	＜5%	5-10%	＞15%
	年長児	＜3%	3-6%	＞9%
意識障害		なし	うとうと	意識がはっきりしない 興奮，痙攣
呼吸		正常	頻呼吸（呼吸努力なし）	呼吸数の増加
脈拍		正常から軽度頻脈	頻脈	頻脈（触れにくい）
血圧		正常	正常か低下	低下
皮膚弾力		良好	低下	かなり低下
皮膚		青白い	浅黒い	網状チアノーゼ
四肢体温		少しひんやり	ひんやり	冷たい
目の陥没		正常	陥没	深く陥没
口腔粘膜		乾燥	かなり乾燥	からからに乾燥
涙		出る	出るが少ない	出ない
尿量		軽度低下	乏尿	無尿

Point 3
まずは補液療法で循環血液量の回復を！

循環血液量減少性ショックでは，まず循環血液量を回復させなくてはいけません。PALSでは等張晶質液（生理食塩水）20 mL/kgを初期輸液として静脈路または骨髄路よりボーラス投与し，輸液による反応を確認し，反応が不十分な場合は必要に応じボーラス投与を追加して反応を再確認することを推奨しています。そのためショックを認識したら何を行うか，ショック時の対応を確認しておく必要があります（表3）。またブドウ糖含有液を大量投与すると，高血糖や浸透圧利尿が生じるので避けるようにします。糖尿病性ケトアシドーシスなどの場合は，特殊な輸液療法が必要となるケースもあります。

表3 看護師がショックを認識したら

- 医師への報告，人員確保
- モニターの確認
- 酸素投与開始
- 静脈路または骨髄路確保の準備
- 投与される薬剤の準備
- 経時記録の実施
- 急変時の対応に必要なもの（気管内挿管など）を準備

ドクターからのひとこと

生理食塩水の成分はナトリウム（Na）とクロール（Cl）のみで，カリウム（K）やブドウ糖は入っていません。循環血液量減少性ショックの治療には必須ですが，血圧が安定し全身状態が落ち着いた後も漫然と同じ輸液を続けていると，低血糖や低カリウム血症などの電解質異常をきたす場合もあります。急性期治療とそれ以降の治療を分けて考える必要があります。

生理食塩水（0.9%，500 mL）1 バッグには 4.5 g の食塩（NaCl）が含まれています。これは通常の治療の場合にはあまり問題にはなりません。しかし，先天性心疾患を基礎に持ち心不全がある小児にとってはかなりの負荷となるので，病態と重症度に応じた調整が必要になります。忙しく慌ただしい救急の現場であっても，常に患児の基礎疾患と病態に対する注意をしていきたいものです。

Tips

乳幼児はまだ自分の症状を言葉で表現することが難しく，病状の理解が乏しいため，不安や恐怖などの感情が啼泣として現れることがあります。そのため，乳幼児の呼吸観察は難しいといわれます。実際，呼吸数や呼吸様式の観察を怠っている場面をよくみかけます。しかし呼吸の観察は呼吸障害だけではなく，循環障害における「何かおかしい」をキャッチする上でとても重要になります。

このケースでは，受診の主訴が胃腸炎症状であったにもかかわらず呼吸が速いことから，「何かおかしい」と思いすぐに必要な情報を集め，危急的状況をキャッチしました。そしてバイタルサインの異常と末梢冷感，網状チアノーゼ，体重減少，尿量減少，口唇乾燥などの脱水を疑う症状から，脱水による循環血液量減少性ショックと判断し，すぐに治療を開始することができました。頻呼吸がある時は循環血液量減少性ショックの可能性も考慮して観察していく必要があります。

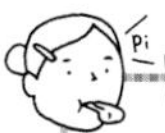

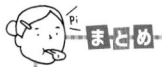

まとめ

呼吸・循環系の症状以外で受診中の患児でも「呼吸が速い」はショックの可能性があります。脱水や頻脈など，初期の徴候を見逃さないで！

引用文献

1）白石裕子（編）：救急外来における子どもの看護と家族ケア．pp.84-93，中山書店，2009.

参考文献

・American Heart Association：PALS プロバイダーマニュアル AHA ガイドライン 2015 準拠．シナジー，2018.
・五十嵐隆（編）：小児科学 改訂第 9 版．文光堂，2004.
・市橋 光：小児の循環障害をみたら何を考えるか？．小児科学レクチャー，1（3）:483-85，2011.
・坂井建雄，岡田隆夫：系統看護学講座専門基礎分野 人体の構造と機能［1］解剖生理学 第 10 版．医学書院，2018.
・白石裕子（編）：救急外来における子どもの看護と家族ケア． pp.84-93，中山書店，2009.
・鈴木善統：脱水．市川光太郎（編），内科医・小児科研修医のための 小児救急治療ガイドライン．pp.115-120，診断と治療社，2004.
・長谷川聡：循環血液量減少性ショック―急性胃腸炎または細菌性胃腸炎．小児科学レクチャー，1（3）：594-97，2011.
・宮坂勝之（訳・編・著）：日本版 PALS スタディガイド 改訂版―小児二次救命処置の基礎と実践．エルゼビア・ジャパン，2013.

Chapter 2

フィジカルアセスメントの落とし穴
――循環

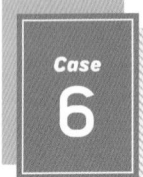

Case 6 バイタルサインは落ち着いているんですけど…
——敗血症性ショックの認識

Case

6 歳，15 kg，脳性麻痺で気管切開されている S ちゃん。3 日前に絞扼性腸閉塞に対して腸管部分切除術を行った。集中治療室においてプレセデックス®（以下，DEX）で鎮静を得ながら人工呼吸管理中であり，現在，離脱に向けてウィーニングを進めている。人工呼吸器設定：$\mathrm{Fio_2}$ 0.4，CPAP（持続的気道内陽圧）5 $\mathrm{cmH_2O}$，PS（圧補助）13 $\mathrm{cmH_2O}$。

受け持ちの A 看護師が，なんとなくおかしいなと思いモニター値を気にしながらも午後に手術予定の他患者の対応に追われていたところへ，先輩の B 看護師が応援に来た。モニター値は，HR 136 回/分，$\mathrm{Spo_2}$ 98%，$\mathrm{ETco_2}$ 34 mmHg，RR30 回/分である。

Scene

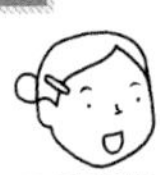
B 看護師

A さん大丈夫? 何か手伝うよ。

ありがとうございます。大丈夫なんですけど，S ちゃんのところに行けてなくって…。CPAP にしてから呼吸が少し速くなってきているんですよね。

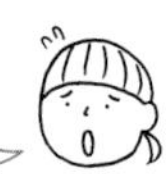
A 看護師

B：苦しくなってきたのかな? ほかのバイタルは?

A：ほかの**バイタルは落ち着いているんですけど…**。

（S ちゃんのベッドサイドへ来る）

B：なんか顔真っ赤だよ? 熱は?

A：朝は 37 ℃でした。

B：んー，全身紅潮しているよね。CRT（毛細血管再充満時間）は迅速…心拍数はそれほど…でも DEX 入ってるのか。おしっこは出てるの?

A：午前中はまだ出ていないです。

B：ちょっと 1 回血圧確認しようか。

A：はい。

（A は血圧測定する）

A：70/32 mmHg です。

B：低いね。朝は？

A：90 mmHg ぐらいはあったと思います。

B：ショックだね。ちょっと先生に報告してくるね。

（B は医師に報告。すぐに S ちゃんを診察しに来る）

医師：まず輸液入れましょう。ソルアセト F® 持って来てください。あと血培も採りますね。呼吸器は SIMV（同期式間欠的強制換気）に一旦戻しておきます。

A：流速いくつでいきますか？

B：ポンピング（ライン）* だよ。A ラインも入れますか？

医師：用意お願いします。

B：A さん，マンシェットを腕に巻いて自動測定設定しておいてね。あとボーラスライン確認しておいて。

A：はい，わかりました！

A は直ちにポンピングラインを接続し，ソルアセト F® のポンピングを開始した．合計 300 mL 投与されたところで血圧 82/40 mmHg に上昇したことを確認後，血液培養採取，動脈ライン留置となった．

*ポンピング（ライン）：ポンピングするためのシリンジをあらかじめセットしてあるライン。なおボーラスラインは，側管などからフラッシュ禁止の薬剤が接続されていない，いわゆる IV ルートを指す。

Point 1
全身紅潮していたらショックを疑う！

小児の敗血症性ショック（septic shock（セプティック ショック））は，末梢血管収縮を伴うコールドショックが多いとされていますが，このケースでは，心拍数増加，低血圧，末梢血管拡張などから，敗血症によるウォームショックを呈していると考えられます。ウォームショックでは，CRT 迅速，温かい手足，反跳脈などを示し，5P* で表される典型的なショッ

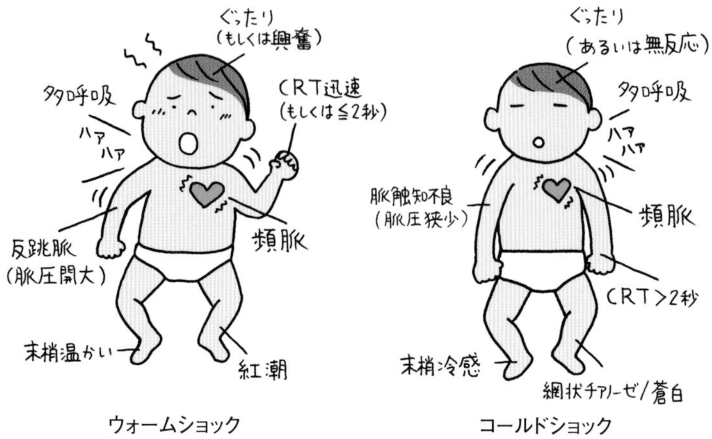

図1 小児の敗血症性ショックの徴候
〔三浦規雅：重症敗血症患者の自験例（小児）．重症患者ケア，4（4）：792，2015より一部改変〕

ク徴候とは異なります。

ショックは，代償性ショックと低血圧性（非代償性）ショックの2つの段階に分けられます。代償性ショックでは代償反応が現れていますが，使用している薬剤，原疾患，ほかの要素などによって，ショックであるという判断を遅らせてしまうことがあります。ショック徴候と考えられる症状がある時には，その可能性を常に考慮して対応することが大切です（図1）[1]。

＊5P：蒼白（pallor），虚脱（prostration），冷汗（perspiration），脈拍触知不能（pulselessness），呼吸不全（pulmonary insufficiency）

ドクターからのひとこと

全身が紅潮しているということは，何かの原因で末梢血管が拡張している可能性を考えます。これは血液分布異常性ショックといわれるもので，敗血症やアナフィラキシーなどで起こります。末梢の循環も保たれているように思われますが，頻脈で何とか循環を代償している状態です。この時期に適切な介入を怠ると低血圧性ショックが待っており，早期にショックを疑うことが重要です。

Point 2

DEX 投与中のバイタルサイン評価は注意が必要！

DEX（デクスメデトミジン）は，α_2受容体を賦活化し，神経末端のノルアドレナリン放出を抑制することで，鎮静・鎮痛作用を発揮します（図2）[2)]。その一方で，呼吸抑制はほとんどないため，人工呼吸器ウィーニング中や離脱後の鎮静薬として使用されています。その副作用として，徐脈，低血圧，高血圧（投与初期）といった循環器系への影響も知られています。

そのため，DEX 投与中は，代償性ショック，呼吸障害，発熱，疼痛など，心拍数の増加から気づきやすい事象に関しては，過小評価されてしまうことがあります。そのため，心拍数以外の症状に注意する必要があります。

ドクターからのひとこと

DEX は，気道管理の難しい小児にとって，呼吸抑制が少ないという魅力を持った薬です。ただし導入時には徐脈や血圧など循環に影響を及ぼす可能性があり注意が必要です。鎮静全般で共通することですが，鎮静中は意識が評価できないために，より繊細に身体所見やバイタルサイン・尿量などに注目して評価することが必要です。

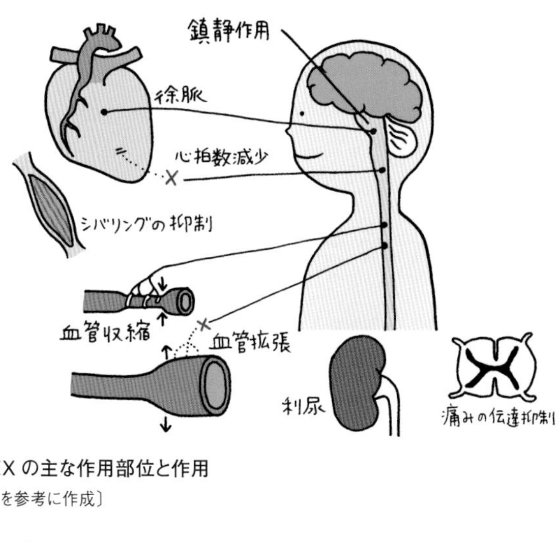

図2 DEX の主な作用部位と作用
〔文献 2）を参考に作成〕

Point 3
敗血症性ショックは迅速な初期対応が大切！

敗血症は，「感染症によって重篤な臓器障害が引き起こされる状態」です。その中でも「急性循環不全により細胞障害および代謝異常が重度となり，死亡率を増加させる可能性がある状態」が敗血症性ショックであり[3)]，死につながる重篤な状態です。

初期対応として，蘇生輸液によって臓器低灌流から速やかに回復させ，臓器障害を最小限に抑えることが重要です。看護師は，ショック症状の早期発見とともに，初期対応のアルゴリズム（図3）[4)]を理解しておくことが求められます．敗血症性ショックが疑われたら，速やかな蘇生輸液と血液培養採取および抗菌薬投与が必要となります．蘇生輸液に対して改善を示す反応が得られずショック徴候が持続する場合（輸液不応性ショック）は，カテコラミンの投与などの追加治療が必要となります．また，この蘇生輸液の過程において，点滴漏れ，呼吸障害の進行，浮腫の増強による皮膚障害などにも注意を払う必要があります。

ドクターからのひとこと

敗血症性ショックの場合，循環動態が分単位で変化していくことがあります。一般的には，血圧が下がる前の頻脈で循環を代償しているうちに介入をすべきで，適切な輸液・循環作動薬・抗菌薬の投与が必要です。それらをしっかり投与するためのライン確保も重要であり，末梢ライン確保が困難であれば，骨髄路の確保も躊躇するべきではありません。

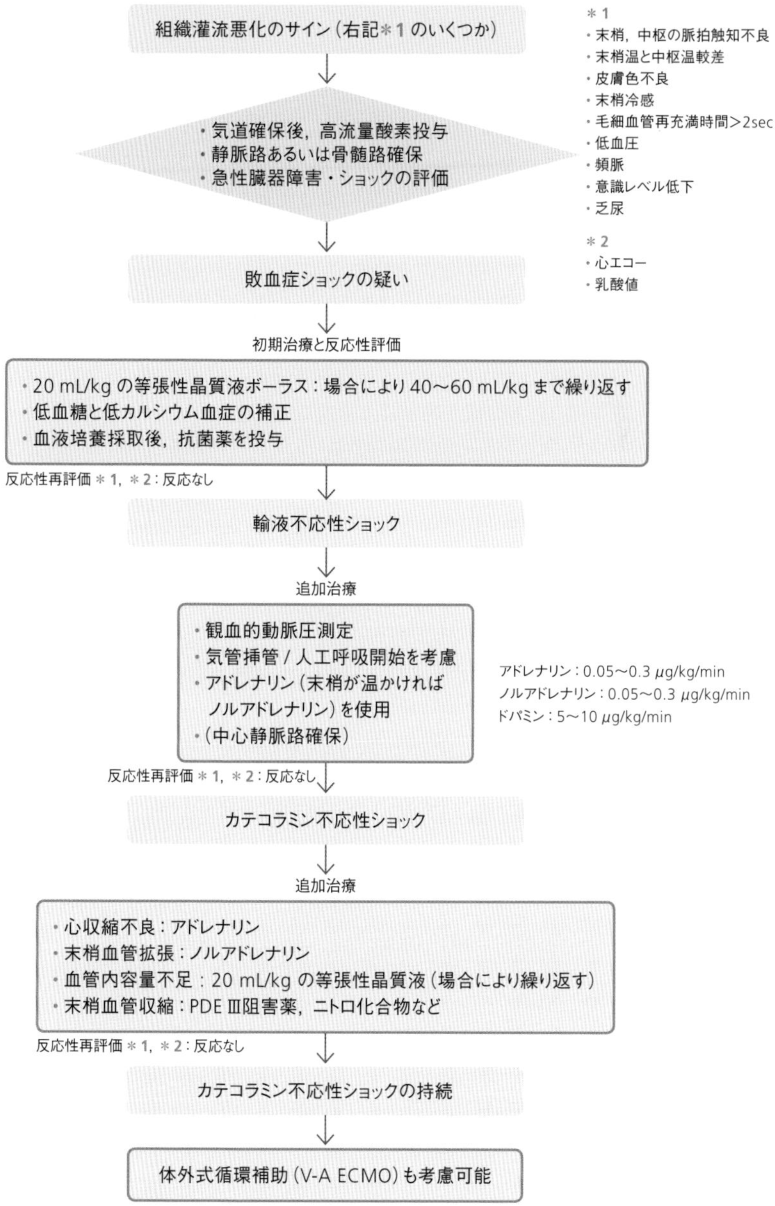

組織灌流悪化のサイン（右記＊1 のいくつか）
・気道確保後，高流量酸素投与
・静脈路あるいは骨髄路確保
・急性臓器障害・ショックの評価
敗血症ショックの疑い
初期治療と反応性評価
・20 mL/kg の等張性晶質液ボーラス：場合により 40〜60 mL/kg まで繰り返す
・低血糖と低カルシウム血症の補正
・血液培養採取後，抗菌薬を投与
反応性再評価＊1，＊2：反応なし
輸液不応性ショック
追加治療
・観血的動脈圧測定
・気管挿管 / 人工呼吸開始を考慮
・アドレナリン（末梢が温かければノルアドレナリン）を使用
・（中心静脈路確保）
反応性再評価＊1，＊2：反応なし
カテコラミン不応性ショック
追加治療
・心収縮不良：アドレナリン
・末梢血管拡張：ノルアドレナリン
・血管内容量不足：20 mL/kg の等張性晶質液（場合により繰り返す）
・末梢血管収縮：PDE Ⅲ阻害薬，ニトロ化合物など
反応性再評価＊1，＊2：反応なし
カテコラミン不応性ショックの持続
体外式循環補助（V-A ECMO）も考慮可能
＊1
・末梢，中枢の脈拍触知不良
・末梢温と中枢温較差
・皮膚色不良
・末梢冷感
・毛細血管再充満時間＞2sec
・低血圧
・頻脈
・意識レベル低下
・乏尿
＊2
・心エコー
・乳酸値
アドレナリン：0.05〜0.3 μg/kg/min
ノルアドレナリン：0.05〜0.3 μg/kg/min
ドパミン：5〜10 μg/kg/min

図3 小児敗血症性ショック初期治療アルゴリズム（2016）

〔日本版敗血症診療ガイドライン 2016 作成特別委員会：日本版敗血症診療ガイドライン 2016．日本集中治療医学会雑誌，24（Suppl 2）：S224，2017 より転載〕

Tips

　このケースでは軽度頻脈や多呼吸が症状として現れていましたが，DEX の副作用や，人工呼吸器からのウィーニング中であることなどから，ショックである可能性に思い至らなかったと考えられます。しかし，尿量減少や全身紅潮なども現れており，ウォームショック，コールドショックともにその特徴を理解し，その可能性を考慮しながら患者を観察することが大切です。

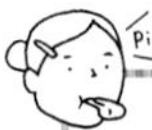

まとめ

薬剤によりショック症状がマスクされることがあります。尿量の減少，全身が紅潮しているなどの徴候があれば，早急な対応を！

引用文献

1）三浦規雅：重症敗血症患者の自験例（小児）．重症患者ケア，4（4）：787-799，2015.

2）Kamibayashi T, Maze M: Clinical uses of alpha2 -adrenergic agonists. Anesthesiology,93（5）：1345-1349, 2000.

3）日本版敗血症診療ガイドライン 2016 作成特別委員会：日本版敗血症診療ガイドライン 2016．日本集中治療医学会雑誌，24（Suppl 2）：S15，2017.

4）前掲書，24（Suppl 2）：S224，2017.

参考文献

・American Heart Association：PALS プロバイダーマニュアル　AHA ガイドライン 2010 準拠．シナジー，2013.

・ファイザー：プレセデックス® 静注液 200 μg「マルイシ」医薬品インタビューフォーム 改訂第 12 版．2018 年 11 月．

Case 7

脈が速いけど，熱のせいかな？

——頻脈性不整脈の認識

Case

肺炎で入院したほかに既往歴のない 1 歳 6 か月の K ちゃん。現在は経鼻カニューレにより酸素 2 L/ 分で Spo_2 95%前後で経過している。日中は安定していた K ちゃんだが，夕方母親の面会後より心電図モニターのアラームが頻繁に鳴っている。それを気にした B 看護師が K ちゃんの部屋を訪室し，ベッドサイドにいる受け持ちの A 看護師に状況を尋ねた。

Scene

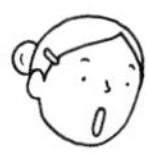

B 看護師：A さん，さっきからアラームが鳴っているようだけど，K ちゃんどうしたのかな？ 心拍数 200 回 / 分だね。

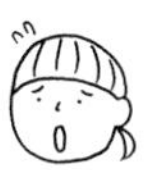

A 看護師：はい。心拍が速くてアラームが鳴っているんです。お母さんの面会が終わって激しく泣いたんで，それで熱が上がったんじゃないかと…。そのせいの熱と思ってクーリングで様子をみようかと…。

B：それにしても脈が速いよね。お熱は何度あるの？

A：37.7 ℃です。

B：K ちゃん，大丈夫？

（声をかけると，Kちゃんは看護師を見てやや不機嫌そうな様子）

A：泣いたのと熱のせいだと思ったんですが…。

B：血圧，大丈夫？

（身体に触れると手足は温かく，上腕動脈での脈拍はよく触知する）

A：血圧はいつもより若干低いですが，正常範囲内です。

B：心拍数が高いのはいつからなの？

A：モニターの履歴を見ると，ついさっきからですね。

B：急に上がってるね。

A：ああ…，そうですね…。

B：心電図の波形はどうかな？ P 波がはっきり見えないね。QRS 幅は狭くて，RR 間隔は規則的に見えるね。PSVT（発作性上室頻拍）の可能性があるから，医師に連絡して，救急カート，除細動の準備，12 誘導もとりましょう。

A：はい。医師に連絡します。12 誘導準備します。

（医師が診察する。B 看護師は医師に状況を報告しながら 12 誘導を確認する）

医師：PSVT だね。意識は保たれていて，循環は悪くないね。ルートあるかな？ アデホス®（ATP）準備してくれる？

このあと適切に処置が行われ，K ちゃんの心電図波形は洞調律へ戻った。

Point 1

頻拍発作時は，緊急対応の準備を速やかに！

頻拍発作時は，人員を集め，救急カートの準備を行い，全身の評価を迅速に行いましょう。

PSVT は心室上を起源とした異常な頻拍で，小児では房室結節回帰性頻拍，房室回帰性頻拍が主な原因です。鑑別すべき疾患である洞性頻脈は，発熱，啼泣，体動など酸素需要が増加したことによる代償機構としての心拍数の増加です。

PSVT の特徴として，突然心拍数が上がることが挙げられ，モニターの履歴を確認すると急な心拍数の変化がわかります。PSVT は，もともとの心機能，脈拍数によりますが，持続時間が長くなると循環動態に影響を及ぼしてきます。

頻拍発作を認識した場合，頻脈アルゴリズムに沿って対応します（図 1）[1]。小児と乳児では中枢の脈の確認方法が異なります（図 2）。もともと中枢＞末梢と脈の触れ方に違い（乖離）がありますが，その乖離が増強している状態は，ショックの徴候の 1 つです。これはショックの際に代償的に末梢血管を締めるからと考えられています。中枢の脈の触れ方が弱まっている際は介入が必要な状態です。

なお，年齢別の心拍数の基準値は小児のバイタルサイン評価表

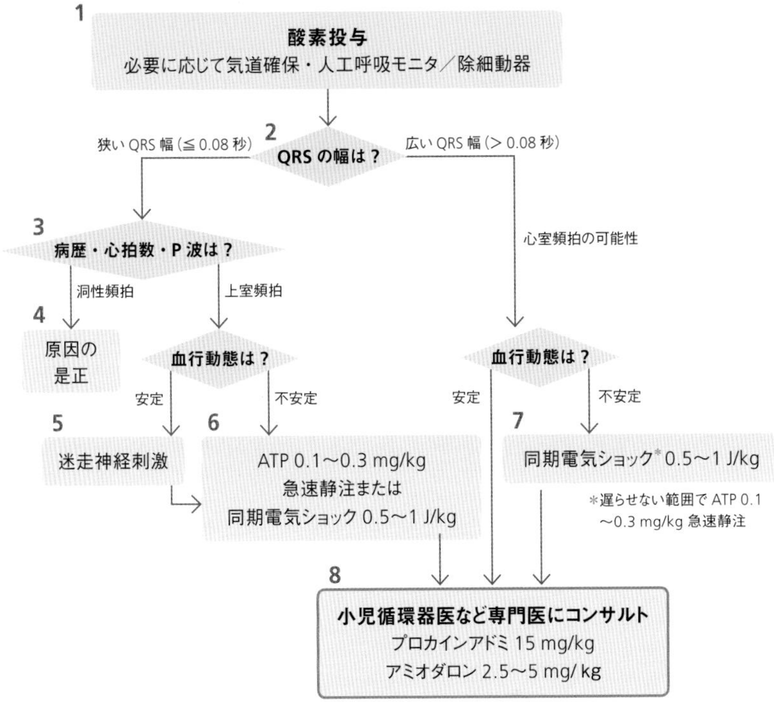

図1 小児の頻拍アルゴリズム
〔日本蘇生協議会（監修）：JRC蘇生ガイドライン 2015.p.205, 医学書院，2016より転載〕

（→ p.194）を参考にしてください。

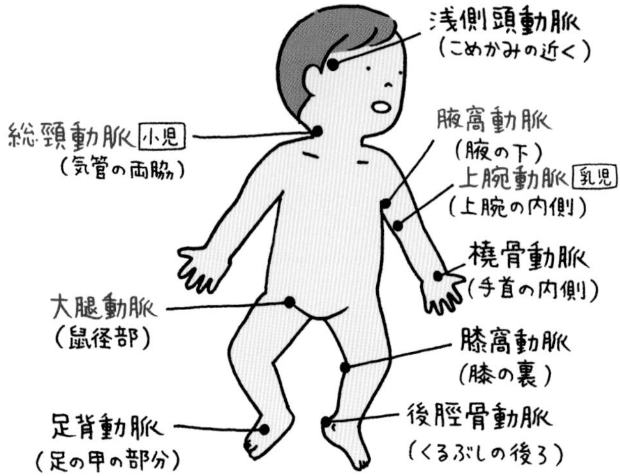

図2 脈が触知できる部位
乳児では中枢の脈拍として頸動脈の触知が困難であるため，上腕動脈を触知する。

Point 2
不整脈を認識したら，医師に報告する一方で12誘導で評価する

頻拍発作を発見したら，まずABC〔Airway（気道），Breathing（呼吸），Circulation（循環）〕を評価して必要な介入をするとともに医師に報告します。それからQRS幅が広いか，狭いかを確認します。QRS幅が0.08秒以下であれば，洞性頻脈か上室性頻拍の可能性があります。速やかに12誘導心電図で評価します（表1）[2)]。

心電図の記録速度を上げて確認するとP波の有無がわかりやすくなります（上室性頻拍ではP波が見えない）。具体的には，心電図の記録速度を通常の25 mm/秒から50 mm/秒にすることで倍速記録できます。治療効果を確認するため薬剤投与や同期電気ショックを行う前後は確実に記録がとれるようにしておきましょう。発作後介入不要で自然に洞調律に戻るようであれば12誘導心電図は外します。

表1 洞性頻脈と上室性頻拍の差異

	洞性頻脈 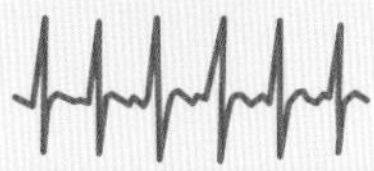	上室性頻拍 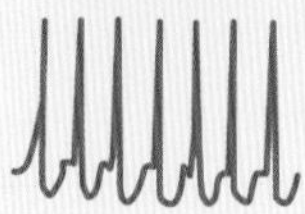
速度	乳児で＜220，小児で＜180	乳児で＞220，小児で＞180
発症	活動や刺激で変動	活動や刺激にも不変
P波	認知でき，正常波形	認知できない。できても正常波形でなく，房室結節由来のP波様
病歴	病歴（頻脈，疼痛，発熱，外傷，嘔吐，下痢）から推察可能	合併心臓病がない場合，病歴は非特異的で，病歴から頻脈の特定はできない
身体所見	血液量喪失の所見（出血，下痢，嘔吐），発熱，肺清明，肝腫大なし	循環不良。末梢脈拍触知せず，毛細血管再充満時間（CRT）遅延，蒼白，呼吸仕事量増加，副雑音，肝腫大（心不全の徴候）

〔宮坂勝之（訳・編著）：第5章 心血管系の救急．日本版PALSスタディガイド 改訂版―小児二次救命処置の基礎と実践．p.210，エルゼビア・ジャパン，2013より一部改変〕

ドクターからのひとこと

不整脈の正確な診断には12誘導心電図が必須ですが，スクリーニングにはモニター心電図が有用です。安定した状態における洞調律の波形をよく見ておき，比較してください。頻拍になった際，QRS波が規則的で，その前にP波が見えなければ発作性上室性頻拍を疑います。QRS波が不規則で，その前にP波があっても，異所性心房頻拍のことがあります。異所性心房頻拍も小児に比較的多い不整脈なので，ATPが無効の時に鑑別する必要があります。

Point 3
思い込みをせず，適切なアセスメントを

小児は，様々な原因で頻脈になることがあります。既往に心疾患がない小児でもPSVTを起こすことがあります。思い込みをせず，全身の評価をしつつ心電図に異常がないか確認することが重要です。

Tips

小児は年齢が低くなるほどもともと心拍数が速い上に，啼泣や発熱が原因でさらに心拍数が上昇することはよくあります。そのため，頻脈が不整脈かどうか瞬時に判断することが難しい時があります。頻脈を発見した場合は，不整脈の可能性も考慮し，アルゴリズムに沿って適切に対応することが重要です。

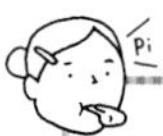

まとめ

脈が速いのは本当に熱のせい？ 急に心拍数が上がった場合は頻拍発作の可能性もあります。

引用文献

1）日本蘇生協議会（監修）：JRC 蘇生ガイドライン 2015．p.205，医学書院，2016．
2）宮坂勝之（訳・編著）：第 5 章 心血管系の救急．日本版 PALS スタディガイド 改訂版―小児二次救命処置の基礎と実践．p.210，エルゼビア・ジャパン，2013．

参考文献

・American Heart Association：PALS（小児二次救命措置）プロバイダーマニュアル AHA ガイドライン 2015 準拠．シナジー，2018．
・五十嵐正男，山科 章：不整脈の診かたと治療第 5 版．pp.179-182，医学書院，1997．
・横山美樹，石川ふみよ（編）：ヘルスアセスメント．p.76，ヌーヴェルヒロカワ，2005．

Case
8
脈が遅いけど，眠ったせいかな？
――徐脈性不整脈の認識

Case

数日前からの発熱・嘔吐・哺乳不良を主訴に外来を受診した 1 歳の S ちゃん。哺乳不良による脱水と頻呼吸あり。急性胃腸炎の診断で深夜に入院となった。

翌日，昼間の時間帯のバイタルサインは，HR 170 回/分，Spo_2 98%，NBP 85/52 mmHg，RR 45 回/分，BT 37.8 ℃。酸素マスクで酸素投与し，輸液中。日勤を終えた B 看護師が S ちゃんのベッドサイドを通りかかった際，生体情報モニターの心拍数が 80 回/分であった。気になって受け持ちである後輩の A 看護師に状況を尋ねた。

Scene

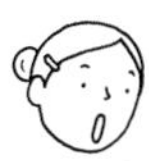
B 看護師

(モニターを見ながら) S ちゃんの脱水は改善されたのかな? 日中は心拍数が高いと思っていたんだけど。

そうなんです。日中ずっとぐずっていて。少し前にやっと眠ったんです。それで心拍数も下がってきました。

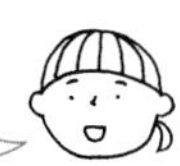
A 看護師

B：そっか…。それにしても心拍数 80 回/分は，徐脈傾向だね。

A：……? 眠ったらそれくらいなのかなと思って…。

B：ちょっと話しかけてみてもいい? S ちゃーん。

(S ちゃんに触れて刺激すると，わずかに四肢を動かす)

A：あれ，泣き疲れちゃったんでしょうか。

B：なんだか手足が冷たいね。顔色も少し悪い気がするけど…。

A：そうですね。日中はもう少しよかった気がします。

B：血圧を測ってみようか。

A：はい。血圧 65/38 mmHg です。低いですね。

B：Spo_2 は拾いが悪いし…(上腕動脈を触って) 脈は触れるけど…反応も

悪いね。心拍数，65回/分に下がってきている！ 蘇生になるかもしれないから，Aさん，すぐ先生に報告して，12誘導（心電計）と救急カートを持ってきて。私は，ほかのバイタルを測定しておくから！

（Aからの連絡で医師が到着する）

医師：本当だ。かなり徐脈になってるね。（モニター心電図を見て）ん…？ P波とQRS波がバラバラだな。12誘導心電図をとりながら，蘇生薬の準備をお願いします。経皮ペーシングが必要になるかもしれないから，除細動器も持ってきてください。採血をしてエコーの準備をしてきます。

12誘導心電図の結果，完全房室ブロックであることがわかった。また，血液検査の結果からCK（クレアチンキナーゼ）とトロポニンTの数値が上昇，心エコーでは左心室の動きが非常に悪くなっていることが判明した。急性心筋炎が疑われたため，すぐにICUに連絡し転棟となった。

Point 1

心拍数が下がったのは本当に眠ったせい？

徐脈とは，小児の年齢・活動レベル・臨床状態に応じた生理的な心拍数と比較して減少している状態です[1)]。小児の心拍数の基準範囲は年齢により異なり，徐脈を認識するためには，各年齢の心拍数を把握しておく必要があります（バイタルサイン評価表→ p.194）。

徐脈の要因（表1）[2,3)]には，先天的または後天的な心臓の障害のため，心拍数やリズムなど脈拍の性状に最初から異常がある場合（心原性）と，睡眠や低酸素などによる非心原性の要因があります。小児では，成長・発達段階に個人差が大きいことや，先天性疾患や複数の疾患を持つ患児も多いことから，徐脈の評価のためには，平常時の心拍数やリズムのベース，意識レベルなどの情報を，入院時に詳細に収集しておくことが重要になります（表2）[2,3)]。

心拍数に大きな変動がある場合や経時的な変化を認める時は，早期介入が必要になる可能性があります。心拍数の変化を見逃さず，それが正常範囲内であっても変動の要因をアセスメントしましょう。

表1 徐脈の要因

呼吸	・無呼吸 ・高度の低酸素 ・息こらえ
循環	・徐脈性不整脈 ・低体温
神経	・意識障害 ・頭蓋内圧亢進 ・迷走神経反射
その他	・心拍数・リズムの異常の既往 ・睡眠 ・甲状腺機能低下 ・高カリウム血症 ・薬剤の影響

表2 情報収集すべき日常の状態（一例）

呼吸	・いびき様呼吸や喘鳴の有無 ・努力呼吸や息こらえの有無 ・Spo_2（在宅療養児など）
循環	・皮膚の色合い（チアノーゼの有無） ・平熱は何℃か ・心拍数のベース・リズム（在宅療養児など）
神経	・意識レベル ・筋緊張 ・刺激に対する反応 ・痙攣の既往（発作時の型）
その他	・成長・発達段階 ・常用薬 ・上記それぞれが感冒時などにどのように変化するか

〔表1，2ともに文献2），3）を参考に作成〕

Point 2

小児の徐脈性不整脈は非常に危険！

心臓のリズムの障害に伴う徐脈は徐脈性不整脈といわれ，洞性徐脈，高度の洞性徐脈などを含めた洞機能不全症候群（SSS），心房・心室間の伝導が障害される房室ブロックに大別されます（表3）[2,4]。

小児は成人と比較してエネルギー代謝が活発であるため，全身でより多くの酸素を必要としています。そこで，1回の拍出量が成人より少ない小児は，心室の収縮回数（心拍数）を増やして対応しています。よって小児の徐脈は全身の酸素供給低下に直結しやすく，非常に危険です。適切な呼吸補助を行っても，循環不全（脈拍減弱や末梢冷感など）の徴候や意識レベル低下があり，心拍数が60回/分に満たない場合は，胸骨圧迫を開始（蘇生）する必要があります。

ドクターからのひとこと

徐脈性不整脈でも，頻拍性不整脈と同様に，スクリーニングにはモニター心電図が有用です。P波とQRS波の関連を見れば，房室ブロックの診断は容易です。稀ですがモビッツⅡ型のⅡ度房室ブロック，本ケースのようなⅢ度（完全）房室ブロックは要注意です。モニター心電図でも，ST部

表3 徐脈性不整脈

洞性徐脈	P 波は正常で心拍数だけが遅い。一過性であれば，健康な小児でも睡眠中などにみられることも多く，必ずしも問題にはならない。
洞機能不全症候群（SSS）	洞結節の自動能もしくは洞房伝導能の機能不全により徐脈をきたす。I〜III型に分類される。
I度房室ブロック	PR 間隔が延長しているものを指す。心房・心室間の伝導が遅延しているが，心房と心室の興奮は 1:1 で対応しており無症状。
II度房室ブロック ウェンケバッハ（モビッツI）型	PR 時間が徐々に延長し，QRS 波が脱落する。脱落後の PR 間隔は短縮するが，その後再び上述のサイクルを繰り返すことが多い。
II度房室ブロック モビッツII型	PR 時間の延長なしに突然 QRS 波が脱落する。不規則な心拍を動悸として感じたり，立ちくらみ，失神などを起こす場合がある。
III度（完全）房室ブロック	心房から心室への興奮の伝導が途絶した状態。P 波と QRS 波は全く無関係に出現し，心室の興奮は補充調律という，心房・心室間の伝導が障害された際のバックアップ機能によって生じている。疲労しやすく，立ちくらみ，失神などを起こす。

〔文献 2）を参考に作成〕

分の上昇・下降，T 波の陰性化は，心筋炎や心筋梗塞など重篤な疾患のスクリーニングに役立つことがあります。

Point 3

危険な徐脈を早急に見極める

徐脈を認めたならば，緊急対応が必要な徐脈か否かを早急に判断します。

脈拍が触れない場合は，すぐに蘇生を開始します。脈拍がある場合は，今回のケースのB看護師のように，意識レベルの低下や循環不全の徴候を伴う徐脈なのかを確認した上で，徐脈のアルゴリズムに沿って対応します（図1）[4)]。

徐脈でも，刺激によりすぐに心拍数が上昇する，意識レベルの低下がなく循環不全の徴候がない場合は，緊急対応が必要な徐脈ではない

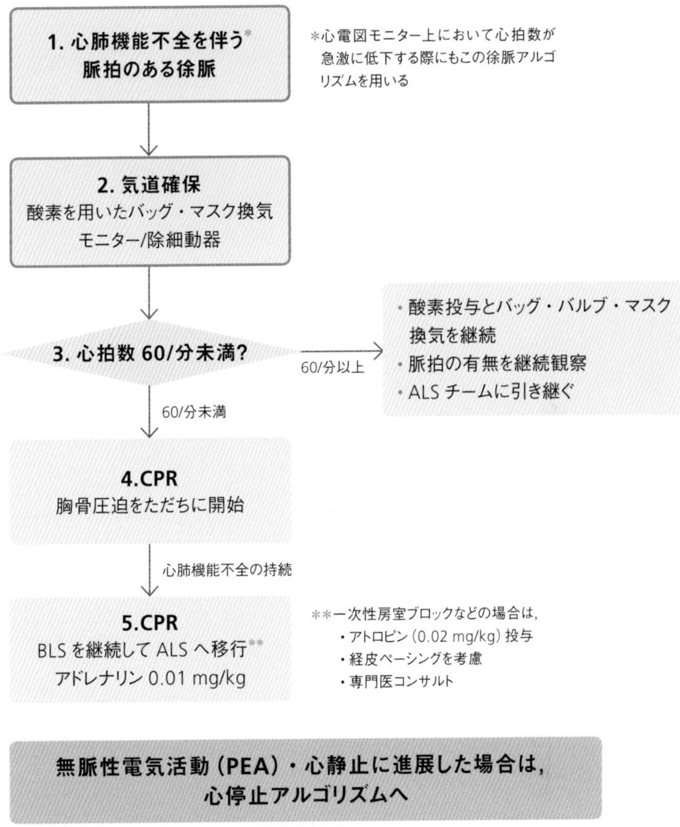
1. 心肺機能不全を伴う*
脈拍のある徐脈
*心電図モニター上において心拍数が急激に低下する際にもこの徐脈アルゴリズムを用いる
2. 気道確保
酸素を用いたバッグ・マスク換気
モニター/除細動器
3. 心拍数 60/分未満?
60/分以上
・酸素投与とバッグ・バルブ・マスク換気を継続
・脈拍の有無を継続観察
・ALS チームに引き継ぐ
60/分未満
4.CPR
胸骨圧迫をただちに開始
心肺機能不全の持続
5.CPR
BLS を継続して ALS へ移行**
アドレナリン 0.01 mg/kg
**一次性房室ブロックなどの場合は,
・アトロピン (0.02 mg/kg) 投与
・経皮ペーシングを考慮
・専門医コンサルト
無脈性電気活動 (PEA)・心静止に進展した場合は,
心停止アルゴリズムへ

図1 小児の徐脈アルゴリズム

〔日本蘇生協議会 (監修)：JRC 蘇生ガイドライン 2015．p.203，医学書院，2016 より転載〕

と判断できます。

今回の症例のような徐脈性不整脈では，経皮ペーシングが適応になることもあります。ペーシング機能の付いた除細動器 (図2) で経皮ペーシングができることを知っておくと，徐脈時の迅速な緊急対応につながります。

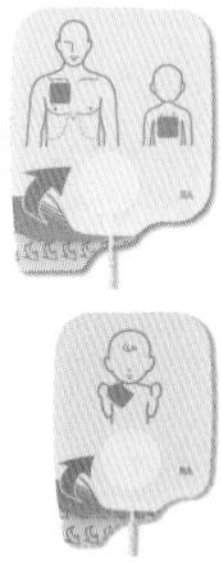

パッド（上：成人用パッド　下：乳児用パッド）

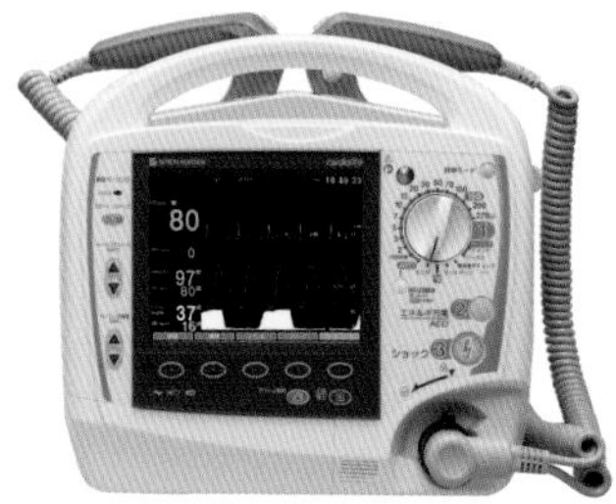

除細動器

〔写真提供：日本光電工業〕

図2 ペーシング機能のある除細動器

［経皮ペーシングの代表的な使い方］

1. 患児の胸部・背部に使い捨てパッドを貼る
2. ペーシング用ケーブルを接続し，除細動器の電源を入れる
3. ペーシングモードを選択する
   フィクスモード：自発心拍の発生にかかわらず設定したペーシングレートでペーシングする
   デマンドモード：自発心拍がない時にペーシングする
4. ペーシングレート・出力を設定する
5. 心電図波形を見ながら出力電流を調整する

Tips

このケースでは胃腸炎の診断の陰に，急性心筋炎という重症の疾患が隠されていました。心筋炎は，初期症状として発熱や不機嫌・哺乳不良などのかぜ症状，下痢・嘔吐などの消化器症状を認めますが，その時点で心筋炎を疑うには所見に乏しいことがあります。特に年少児では胃腸炎によくみられる消化器症状が心筋炎の初期症状として現れることが多く，診断が難しい理由とされています。

急性心筋炎では急激に症状が悪化し，心不全徴候や徐脈性もしくは頻拍性不整脈がみられ，ショック・心停止に至ることも少なくありません。患児のそばにいる看護師がそのような疾患の知識を持ち，幅広い視野で観察し“何かおかしい”と気づくことが，迅速な対応につながります。

まとめ

眠ったことによる一時的な心拍数の低下と徐脈の違いを把握していますか？ 徐脈は心筋炎など危険な疾患のサインかもしれません！

引用文献
1）American Heart Association：PALS（小児二次救命措置）プロバイダーマニュアル AHA ガイドライン 2015 準拠．p.239，シナジー，2018.
2）上掲書 pp.239-244.
3）道又元裕（監修），三浦規雅（編）：重症小児患者ケアガイドブック．p.53，総合医学社，2018.
4）日本蘇生協議会（監修）：JRC 蘇生ガイドライン 2015．p.203，医学書院，2016.

参考文献
・American Heart Association：PALS（小児二次救命措置）プロバイダーマニュアル AHA ガイドライン 2015 準拠．シナジー，2018.
・FCCS 運営委員会（監修），植田育也，安宅一晃（監訳）：PFFCCS プロバイダーマニュアル．メディカル・サイエンス・インターナショナル，2015.
・特集：基礎から学び看護に活かす 心電図・不整脈の 3 ステップ．HEART，1（1），2011.
・岸本慎太郎，前野泰樹：徐脈性不整脈．小児科診療，77（増刊）：382-384，2014.
・小児循環器学会：小児不整脈の診断・治療ガイドライン．2010.
・立野 滋：徐脈性不整脈．小児科診療，76（11）：1751-1759，2013.
・特集：小児・新生児の不整脈・心電図の見かた．こどもケア，8（2），2013.
・日本循環器学会，日本胸部外科学会，日本小児循環器学会，他：急性および慢性心筋炎の診断・治療に関するガイドライン 2009 年改訂版．2009.
・道又元裕（監修），三浦規雅（編）：重症小児患者ケアガイドブック．総合医学社，2018.

Column

医師のオーダーが正しいとは言えない !?

2018 年の日本医療機能評価機構の報告によると，全ヒヤリ・ハット事例の約 3 分の 1 は薬剤関連が占めています。薬局での疑義照会の多さも，医師の処方が必ずしも正しくないことを示しています。特に注射に関するものは多く，インスリン，ヘパリン，ジゴキシンなど重大な薬品もあります。

薬剤のオーダーを最初に受けることが多いのは看護師ですが，何かおかしいと思っても，そのまま通してしまうことはないでしょうか。

薬について疑義照会をするのは薬剤師だけの仕事ではありません。看護師が最初に薬剤をチェックし，医師に問い合わせることで重大な事故を防ぐことができます。

「この処方おかしいかも」と思ったら，あなたは医師に疑問を伝えていますか?

（本田雅敬）

参考文献
日本医療機能評価機構：https://jcqhc.or.jp/
（2019 年 12 月現在）

Case 9

尿は少ないけど，血圧は低くないので経過をみていました
――動脈管性ショックの認識

Case

生後 1 週間で産院を退院した日齢 14 日の N ちゃん。哺乳不良，不機嫌，多呼吸を主訴に受診し，呼吸器感染疑いにて一般病棟に入院となった。入院当日の夜，B 看護師が N ちゃんの病室を訪室すると，N ちゃんの心拍と呼吸が速いことに気がついた。そこで担当である後輩の A 看護師に N ちゃんの状態について尋ねた。

Scene

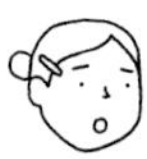
B 看護師

N ちゃんの心拍と呼吸が速いようだけど，いつからなのかな。

入院時から呼吸は少し速くて，夕方の検温時に Spo_2 が 90%と低かったので医師へ報告し，酸素投与を開始しました。そのあとから心拍数も増えて，呼吸はさらに速くなった気がします。

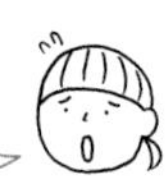
A 看護師

B：酸素投与後の様子について，医師には報告したのかな?

A：まだしていません。

B：じゃあ，状況を報告してきて。

A：はい。

（A は報告後，医師とともに病室に戻ってくる）

医師：（診察後）心疾患かもしれない。心エコーをしてみよう。

B：N ちゃんの末梢がすごく冷たくて色が悪いね。
血圧はどれくらいかな? 尿は出ているのかな?

A：酸素を始めた夕方くらいから出ていなくて，**尿は少ないなと思ったけど，血圧は低くないし経過をみていました。**

B：血圧はいくつだったの?

A：80/50 mmHg です。

B：どこで測ったのかな?

A：右腕で測りましたけど…。

B：下肢の血圧も測ってみようか。

A：あれ? 脈の触れが弱いです。血圧 30 mmHg です。

医師：(心エコーを像を見ながら) 大動脈縮窄複合で動脈管が閉じてきて ductal shock(ダクタル ショック) を起こしているね。酸素投与を中止して, PGE_1 (プロスタグランジン E_1) 製剤の投与を開始しましょう。いつでも気管内挿管できる準備と ICU に搬送できるようにしておいてください。

B：PGE_1 製剤投与の注意点はわかるかな? 一緒に準備しましょう。

その後, N ちゃんは PGE_1 製剤を投与するも動脈管の十分な開存が望めず, 気管内挿管され ICU へ搬送となった。

Point 1

酸素吸入がショックの引き金になることがある！

動脈管依存性心疾患 (表1) で動脈管 (DA) の閉鎖によって体血流が減少し, 循環不全の状態に陥ることを動脈管性ショック (ductal shock) と言います。

大動脈縮窄複合 (図1) は, 大動脈の一部に狭窄があり心内奇形を伴う疾患で, 狭窄部以下の下行大動脈への血流は, 動脈管を介して維持されます。このような動脈管依存性の心疾患では, 動脈管の開存が生命維持に必須となります。よって, 動脈管が閉鎖・狭小化することで下半身への血流が減少もしくは途絶し, 腎臓, 肝臓, 腸管の機能不全を急速に引き起こしショックに陥ります (図2)。また, 動脈管は

表1 主な動脈管依存性心疾患 (体血流依存)

・大動脈縮窄症 (単純型, 複合型)
・大動脈離断症
・左心低形成症候群
・重症大動脈狭窄症

酸素に対する反応性が高く，酸素吸入により収縮し閉鎖するため，酸素吸入がショックの引き金になることもあります。そのため，心疾患に対して酸素投与を行う際には，十分なモニタリングのもと慎重に行う必要があります。

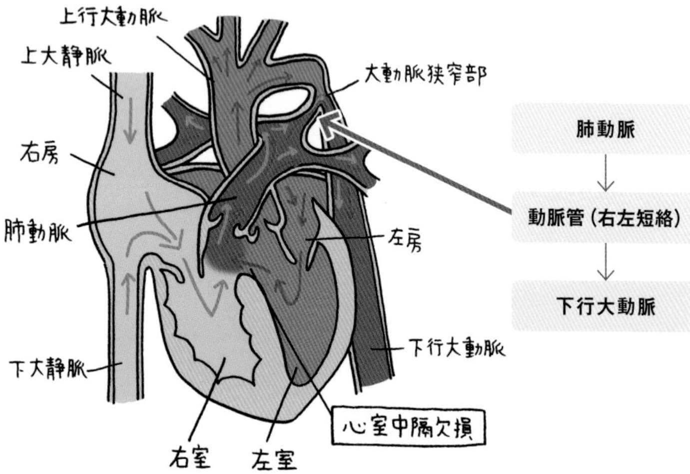

図1 大動脈縮窄複合

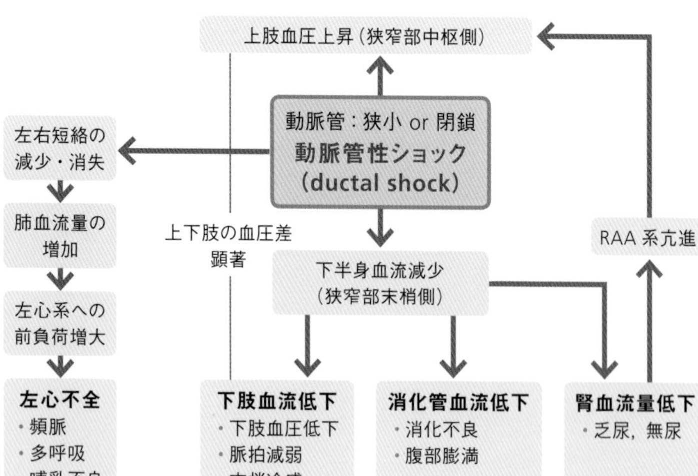

図2 動脈管性ショックの病態フロー

ドクターからのひとこと

動脈管が生存に必須の重症先天性心疾患には，本症例のように体血流を依存する型，肺動脈閉鎖のように肺血流を依存する型，完全大血管転位のように動静脈血のミキシングが必要な型があります。最近では，このような疾患は胎児診断がついている場合が多くなっていますが，見逃されることもあります。出生後にスクリーニングする際の Spo_2 の基準は，上肢95%以下，上肢下肢差 5%以上とされています。

Point 2

尿量が少ないのは循環不全のサインかも？

大動脈縮窄複合では，下肢（狭窄部末梢側）は血流減少によって脈の触れ方が微弱となります。一方，上肢（狭窄部中枢側）はレニン・アンギオテンシン・アルドステロン（RAA）系の亢進によりむしろ高血圧となり，上下肢での血圧差は顕著となります。そのため，測定部位によっては一見血圧が維持されているようにみえるかもしれません。しかし，尿量が少ない，末梢冷感や腹部膨満感があるなど，臓器の血流減少を示す症状（表2）があれば，動脈管性ショックのサインかもしれません。

新生児は自ら異常や不調を訴えることができません。異常や異変のサインにいち早く気づくためには，バイタルサインの数値のみならず，全身状態の観察力が重要となります。また，心疾患では，測定部

表2 循環不全の症状

心臓	頻脈，心雑音，不整脈
血管	血圧低下（拡張期血圧低下），末梢脈拍微弱
皮膚	蒼白，末梢冷感，冷汗，網状チアノーゼ，浮腫，毛細血管再充満時間（CRT）延長
脳	意識障害（刺激に対する反応低下，不穏）
肺	多呼吸，努力呼吸
腎臓	乏尿，無尿
腸管	蠕動運動低下（消化不良，腹部膨満），嘔吐，血便，壊死性腸炎や腸管穿孔の合併
肝臓	肝腫大

位により血圧やSpO_2の値に差を生じることがあるため，入院時の血圧，SpO_2の測定を四肢で行うことで，異常の早期発見につながります。

Point 3
とにかく動脈管を開存させることが最優先！

動脈管依存性心疾患では，動脈管を開存させることが重要となります。そのため，血管拡張作用があり，特に動脈管に対して強力に作用を示すPGE_1製剤またはLipo-PGE_1製剤の投与が必要となります。持続静注用は2種類あります（表3）。それぞれの特徴を理解し，使い分ける必要があります。

投与開始後は，下肢脈の触知に改善がみられ，尿量が増えたかなど効果を判定しながら慎重に投与します。また，副作用（表4）の発現にも注意が必要です。主な副作用は，発熱，無呼吸発作，下痢などが

表3 PGE_1製剤の特徴

薬物名（商品名）	投与量	作用時間	特性
PGE_1-CD（プロスタンディン®）	50～100 ng/kg/分	速効性あり 中止後，10分程度で効果はなくなる	水溶性：大量投与が可能 副作用：強い 保存：遮光室温
Lipo-PGE_1（リプル®）	5 ng/kg/分	やや遅効性 中止後，数時間ないし2～3日効果が持続	脂溶性：過剰投与で高脂血症発症 PVCフリーのラインを使用 副作用：少ない 保存：遮光冷所

表4 PGE_1製剤の副作用

循環器	血圧低下，頻脈，顔面紅潮，利尿作用，浮腫
消化器	下痢，胃拡張
中枢神経系	無呼吸発作，発熱，痙攣
血液	出血傾向（血小板減少），易感染性（無顆粒球症，白血球減少）
注射部位	血管痛，静脈炎，発赤，腫脹
その他	長管骨の骨膜肥厚，電解質異常（低ナトリウム血症，低カルシウム血症，低カリウム血症）

ありますが，無呼吸発作はPGE$_1$製剤使用中であればLipo-PGE$_1$に変更するか減量し，それでも続くようなら人工換気で対応します。いずれの副作用も投与中止により軽快します。投与ルートは，可能であればPIカテーテルなど中心静脈に挿入されているものを選択します。やむをえず末梢静脈ラインを使用する場合は，漏出時に直ちにつなぎ変えることができるように予備のルートを確保しておくようにし，血管外漏出には十分に気をつけます。また，動脈管を開存させる治療に加え，必要時ショックの対応として，救急蘇生に準じた治療を行います。

Tips

通常，動脈管は出生後呼吸開始とともに器質的に閉鎖します。そのため，動脈管依存性の心疾患があれば，状態の急激な悪化がみられ，早期に発見され治療が開始されます。しかし，本例のように，早期閉鎖しなかったために病気を診断されずに産院を退院し，周生期以降に動脈管の閉鎖を契機として強い循環不全を呈して診断に至ることがあります。

稀なケースではありますが，一旦状態が悪化すれば自然回復はなく，致死的な経過をたどるため，動脈管性ショックを引き起こす前に異常に気づく必要があります。そのためには全身状態を十分に観察し，フィジカルアセスメントを行うことが重要となります。

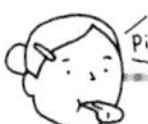

まとめ

尿量が少ない，酸素投与をしても呼吸状態が改善しない，などは循環不全のサインかも。動脈管性ショックを起こす前に早急な対応を！

参考文献

1）阿部知佳子：どうしたらいいの？ 循環不全の早期発見とケア方法．http://www.twmu.ac.jp/NICU/images/NICU-images/4.Nurse_ABE.pdf（2019年11月最終アクセス）
2）中澤 誠（編）：周生期の心臓病．pp.214-216，南江堂，1995．
3）中西敏雄（編）：新版 病態生理からみた先天性心疾患の周術期看護．pp.63-77，メディカ出版，2015．
4）道又元裕（監修），三浦規雅（編）：重症小児患者ケアガイドブック．pp.61-73，総合医学社，2018．
5）門間和夫，今井康晴（編）：小児心臓外科・ICUマニュアル．pp.28-29，中外医学社，2001．

Case 10

なんだか最近，ミルクの飲みが悪いなぁ…

――心不全と哺乳

Case

Hちゃんは心室中隔欠損症の4か月の女児。今後，原疾患に対する手術が予定されている。今回は術前の心臓カテーテル検査の目的で入院。

B看護師が週明けの検査に向けて情報収集していたところ，ミルクの哺乳量がやや少ないことに気づいた。哺乳量にむらはあるが，前回入院時に摂取していた量の半分程度しか飲めていない時もある。B看護師は受け持ちのA看護師に，今日のHちゃんの状況を尋ねた。

Scene

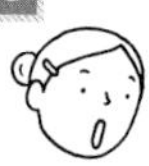

B看護師

Aさん，Hちゃんのバイタルどうだった？

呼吸は少し速くて苦しそうでしたが，特に普段と変わらなかったと思います。熱もありませんでした。

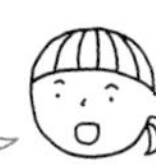

A看護師

B：ほかに気になることはない？

A：そうですね，しいて言えば昨日のおしっこがたった200gしか出てなかったことですかね。うんちと一緒に出ちゃってる時もあったみたいなので仕方ないのかなぁと思うんですけど。

B：ミルクの飲み方はどう？

A：さっきは40mLで，「はぁはぁ」って，すごい疲れちゃったみたい。休憩しながらって感じでした。おしっこも少ないからたくさん飲んで，検査までに体力つけてほしいんですけどね

B：あとは何か気づいた？

A：そうですね，結構汗かいてました。背中も額も玉のような汗でした。お部屋そんなに暑くなかったんですけどね。あとベッドに寝かせると不機嫌で，抱っこすると落ち着くこともありました。

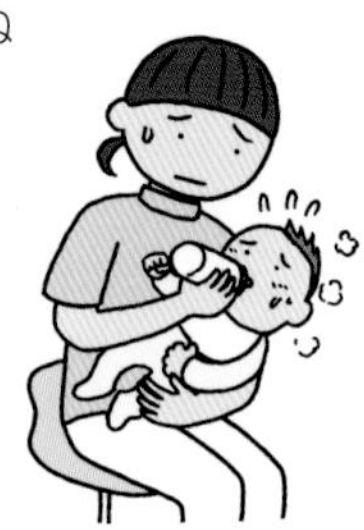

（医師がベッドサイドに来る）

医師：A さん，H ちゃんってレントゲンもう撮った?

A：レントゲンですか? はい，さっき行きましたよ。

医師：ありがとう，じゃあ一緒に画像を見てみようか。

A：わぁ，心臓おっきいですね!

B：…。

医師：A さん，臨時で利尿剤の指示を入れるのでよろしくね。

その後，心不全の治療として強心剤，利尿薬が投与された。H ちゃんの症状は徐々に改善し，哺乳力もよくなった。

Point 1
心不全の徴候を見逃さない！

先天性心疾患の管理において，ベッドサイドでの観察は患児からのサインを受け取る絶好のチャンスです。まずは患児の症状や状態を観察しましょう。

H ちゃんの身体の中で何が起こっていたのでしょうか。心室中隔欠損症のような先天性心疾患を持つ患児には多くの症状がみられます。疾患により症状には違いがありますが，共通点もあります。それは血液が体内を正常に循環できないため，様々な内臓器官に影響が及んでいることです。つまり，いろいろな症状が心不全によって引き起こされるということです。表 1 に小児の心不全症状をまとめます。

表 1 小児の心不全症状

呼吸
- 鼻翼呼吸がある
- 努力呼吸がある
- 哺乳中・後，苦しそうな息をする
- 呼吸が速い
- 抱っこにより呼吸が楽そうになる（起座呼吸）

循環
- 心拍数が速い
- 発汗がある
- 尿量が少ない
- 手足が冷たい
- むくみがある

その他
- 哺乳力の低下
- 不機嫌
- 活気がない

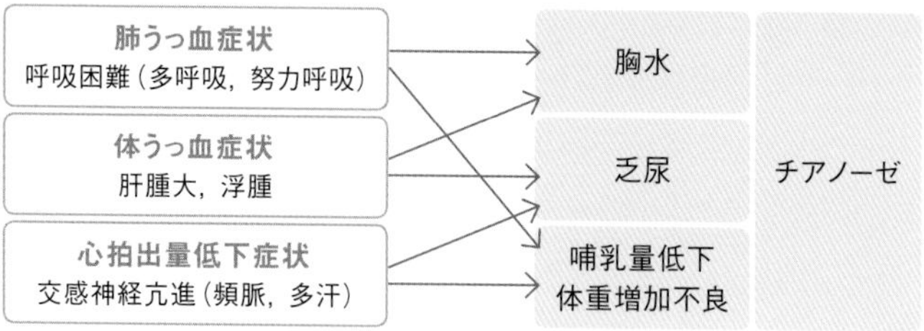

図1 心不全の主症状と随伴症状

さらに心不全症状は「肺うっ血症状」「体うっ血症状」「心拍出量低下症状」と３つに分類できます（図1）。

肺うっ血とは，肺から心臓への血液の戻りが悪くなっている状態です。肺が血液で満たされるため呼吸しづらくなり，その結果，多呼吸や努力呼吸，SpO_2 値の低下などの呼吸困難症状が現れやすくなります。X 線写真では，心拡大や心嚢液貯留を示唆する心胸郭比の増大，胸水貯留像などを認めます。

体うっ血は，身体各部からの血液の戻りが悪くなり，各部に血液が溜まった状態です。そのため，肝腫大，腹水，浮腫などの症状をみることがあり，短期的な体重の増加を認めます。乳児期の体重増加不良は心不全の徴候ですが，水分貯留による急な体重増加もまた心不全の重要な徴候といえます。この徴候を見逃さないためにも，できるだけ毎日同じ条件下で体重を測定しましょう。浮腫も重要なサインですが乳児では稀で，認めた際はかなり重症の心不全と考えるべきです。さらに腎臓への血流が減少するため，尿の生成も減ります。尿量が減少していないか確認しましょう。

３つめの心拍出量低下とは，心臓のポンプ機能が弱まることです。心拍出量が低下すると代償的に心臓をもっと働かせようと交感神経系が亢進します。交感神経は，主に身体活動を高めるように作用する自律神経のため，亢進により心拍数の増加や発汗量の増加などがみられます。

以上のことから，H ちゃんの「呼吸が苦しそう」「ミルクの飲みが悪い」「汗をたくさんかく」「尿量が減っている」「心臓が大きい」といった様々な症状とデータは，心不全が少しずつ進行していることを示唆していると考えられます。

ドクターからのひとこと

最も多い先天性心疾患の心室中隔欠損症では，その大きさと位置が心不全のリスクを左右します。乳児では，心不全をきたすリスクは，径 3 mm 以下ではほぼゼロ，5 mm 以上ではケースにより，8 mm 以上では必発と考えられます。

Point 2 適切な栄養と水分のバランス設定が大事！

先天性心疾患の患児では，成長障害の合併をみることがあります。その原因は心疾患の型，エネルギー摂取・消費の問題，消化管の問題など様々です。成長障害は，身長より体重に大きな影響を与え，その多くは乳幼児期前半にみられます。水分バランスも考えながら，適切な栄養管理を進めていくことが必要です。

心疾患の患児では，多呼吸，発汗過多，利尿剤投与などにより，水分喪失量が増加しています。思うように体重増加が得られない時には，水分制限が厳しすぎたり利尿剤が多すぎたりする可能性があります。だからこそ患児の状態に見合う IN・OUT バランスの設定が必要になります。

また，努力呼吸や多呼吸があると，哺乳時の易疲労感が強くなり栄養の摂取に影響します。これらは肺血流量増加や心機能低下により左心不全を呈する場合によくみられます。健常児と比較して心臓が消費するエネルギーは亢進し，最大 5 倍の基礎代謝になるといわれます。患児が体重増加に必要なエネルギー量は，中等度の心不全で 150 kcal/kg/ 日前後ですが（表 2）[1]，心不全の影響で経口摂取が困難になっていることも多く，十分量を摂取できずに体重増加不良に陥ることがあります。

通常基礎代謝の 1/10 が心筋需要ですが，心不全では呼吸努力，心筋の酸素需要量増加，自律神経亢進など様々な要因により，心筋が必

表2 先天性心疾患患児の必要エネルギー量（乳児期）

心不全の程度	必要エネルギー量
心不全なし	108〜117 kcal/kg/日
軽度〜中等度	130〜150 kcal/kg/日
中等度〜重度	175〜180 kcal/kg/日

〔宮田大揮：小児循環器疾患における栄養管理．Heart View, 21(6)：623, 2017 より一部改変〕

表3 調整粉乳栄養量（100 mL あたり）

濃度（%）	13（標準濃度）	15	17	19	21
エネルギー（Kcal）	67	77	87	97	108
水分（g）	87	85	83	81	79

〔東京都立小児総合医療センター栄養科：栄養科マニュアルより引用〕

要とするエネルギーは基礎代謝の1/3まで上昇するといわれています[1)]。

そこで設定された範囲内で徐々に水分量とカロリーを上げながら，体重の変化をみていく必要があります。思うように増加しない場合はエネルギー強化のためにミルクの濃度を高くすることや，中鎖脂肪酸（MCT）オイルを添加することがあります。特に乳児の場合，ミルクの濃度アップを行うことが多く，標準濃度（13%）から1〜2%ずつ，数日ごとに高くしていきます（表3）。濃度の上昇に伴い浸透圧も上がるため，下痢や腹痛，嘔吐などの消化器症状も出やすくなります。症状の有無を確認しながら進めましょう[2)]。

MCTオイルは脂質のみを含有し，ナトリウムを含みません。通常，ミルク100 mLに対してMCTオイル2 mLの割合で混合します。添加後はやはり下痢や嘔吐などがみられないことを確認しましょう。また，搾乳した母乳も使用できますが，HMS-1®などの添加用粉末を使用することにより栄養強化が図れるため，医師とその使用について検討してみましょう。

一方で経口摂取に伴うエネルギー消費を抑えるために，経口栄養から経管栄養への変更も選択肢として挙げられます。1回の投与量を少なくして回数を増やす，もしくは24時間持続投与にするなどの工夫によって効果を得られることがあります。また，離乳の時期であれば早めに離乳食を進めることによって，少ない水分量でカロリーアップを図ることもできます。

離乳食は健常児と同様に生後5～6か月頃から開始することが可能です。心不全の患児でも可能な限り成長曲線の基準線に沿う成長を目指して，医師や栄養士らと相談しながら栄養管理をしていきましょう。

栄養サポートチーム(NST)が活動している病院では，投与経路，内容，量などを多角的な視点でNSTに相談・検討するとよいでしょう。

Point 3
心不全患児に適した看護ケアを考えよう

泣かせない工夫は心不全の患児のケアにおいて重要なポイントです。おむつの汚れや不快な体位，空腹など，どうして泣いているかの原因を把握しましょう。啼泣によりエネルギーを消耗するため，できる限り安静を保てるよう患児が落ち着くポジショニングを探したり，安心できるように掛物で包み込んだりすることも有効です。

体温をコントロールし，心臓へ負担をかけないようにすることも大切です。末梢の冷感は循環不全を意味するとともに，嫌気性代謝となり乳酸の上昇からアシドーシスへ傾くことで心機能に悪影響を与えるからです。末梢を靴下や手袋などで保温する，ホットパックを使用するなどのケア介入をしてみましょう。

その他，循環不全や低栄養状態から褥瘡の発生リスクが高まります。点滴チューブなどのルート類の位置や固定方法などに十分注意して，褥瘡の発生を予防しましょう。

ドクターからのひとこと

上半身を挙上すると肺うっ血が改善するので，本ケースのように抱っこすると患児は楽になります。臥位にする際も，上半身を15～30度挙上したセミファウラー位が理想的です。医師の指示がなくても，看護師が率先して行ってください。

Tips

先天性心疾患の患児は，成長障害を合併し，体重増加不良に陥ることが少なくありません。これらは乳幼児期前半によくみられます。この時期に起こる心不全の悪化を示すサインに気づき，必要な治療とケア，患児に見合った栄養管理を進めることが必要です。

Hちゃんのケースでは，徐々に尿量やミルク哺乳量が減少し，哺乳時の疲労感などの症状がみられていました。心不全の病態についての知識を確かなものとし，「今，患児の身体に何が起こっているのか」を推測する力を身に付けましょう。

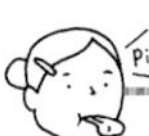

まとめ

呼吸が苦しそう，ミルクの飲みが悪いなどは心不全の進行を表すサインかもしれません。ベッドサイドでの観察をしっかりと！

引用文献

1) 宮田大揮：小児循環器疾患における栄養管理．Heart View，21(6)：618-623，2017．
2) 田中紀子，磯部宏子，橋本直樹，ほか：先天性心疾患の栄養療法．臨床栄養，129(5)：670-675，2016．

参考文献

・厚美直孝：ワンステップアップ栄養アセスメント応用編　疾患別栄養アセスメント―心不全（小児）．臨床栄養別冊JCNセレクト，3：51-57，2010．
・新井朋子：第3章　重症小児患者の基本的な管理とケア ④栄養管理．道又元裕（監修），三浦規雅（編），重症小児患者ケアガイドブック．pp.119-136，総合医学社，2018．
・賀藤 均：疾患とそのやせ・栄養不良の病態・特徴および対応と予防―慢性心不全　とくに先天性心疾患の場合．小児内科，41(9)：1322-1325，2009．
・黒嵜健一：Ⅱ病態と輸液・栄養管理―心不全．小児科診療，78(6)：803-809，2015．

Chapter 3

フィジカル アセスメントの 落とし穴 ——中枢神経

Case 11

プルプルしているんです…
——離脱症状と介入

Case

1歳2か月の女児，Mちゃん。ファロー四徴症の根治手術を受け，術後PICUに入室した。術後経過は順調であったが，VAP（人工呼吸器関連肺炎）の合併症のため気管挿管による人工呼吸器管理が長引き，術後8日目，ミダゾラムの持続点滴を終了して抜管した。抜管後はNPPVを3日間使用し，呼吸状態の安定を確認した上で一般病棟へ転棟した。

Mちゃんの受け持ち看護師Aが訪室すると，面会中の母親から「手がプルプルしているんです。これって痙攣ですか?」と聞かれた。Mちゃんの両手は小刻みにふるえていた。Aが呼びかけると，Mちゃんは Aのほうを見て啼泣し始めた。

Aは痙攣かどうかの判断ができず，先輩のB看護師に相談した。

Scene

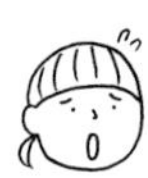
A看護師

Mちゃんなんですけど，手がプルプルふるえているんです。呼びかけに反応があったんですけど，痙攣かどうかわからなくて。

ベッドサイドへ行って一緒に見てみよう。

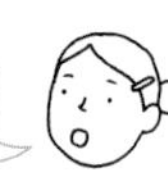
B看護師

A：はい。

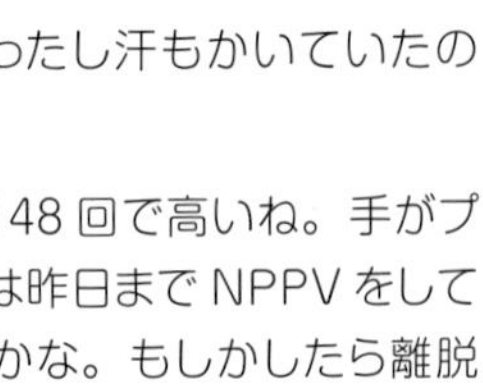

B：確かに手がプルプルしているね。Mちゃーん。うん，こっちを見てくれるから反応はあるね。機嫌は悪そうだけど。身体が少し熱いね，お熱は?

A：転棟してきた時は37.9℃で身体も熱かったし汗もかいていたので，掛物を薄くして調節していました。

B：熱もあるし，心拍数もモニターを見ると148回で高いね。手がプルプルしているのは振戦かな。Mちゃんは昨日までNPPVをしていたよね。鎮静剤はずっと使っていたのかな。もしかしたら離脱症状かもしれない。先生に報告しましょう。

医師：確かに，上肢は振戦だね。あくびしたり，吐いたり下痢はしていないですか？ もしかすると離脱症状かもしれないな。集中治療科の先生に鎮静剤の使用状況を確認します。

その後，M ちゃんは PICU 再入室の上ミダゾラムによる持続鎮静を再開し，ジアゼパムの内服を追加することになった。

ドクターからのひとこと

痙攣と振戦などの動きを区別することは，時に難しいことがあります。患児の意識状態が参考になることがありますので，その簡単な把握の仕方を覚えておきましょう。グラスゴー・コーマ・スケール（GCS）やジャパン・コーマ・スケール（JCS）はよく用いられますが，成人とはまた別の小児用基準となっており（→ p.195），すべてを記憶することは困難です。AVPU［A（alert：覚醒自発開眼），V（verbal：呼びかけに反応），P（pain：疼痛刺激に反応），U（unresponsive：反応なし）］の4段階で把握するのが簡単です。この症例では，自発開眼の有無は記載だけではわからないので「A-V/AVPU」と考えられ，意識状態の悪化は顕著でないようです。痙攣の場合，意識状態がより悪化していることが判断の参考になります。

Point 1

人工呼吸器管理後は，鎮静・鎮痛剤の離脱症状に注意！

重症患児の集中治療管理では，患児の痛みを取り除き，不安や不穏を和らげ，酸素消費量や基礎代謝量を減少させ，またデバイスによる不快感の軽減と安全性の確保を目的に，適切な鎮静・鎮痛管理を行うことが不可欠です[1)]。しかし，鎮静・鎮痛剤使用に伴う合併症として，発熱や頻脈などを生じる薬物離脱症候群（IWS）が認められることがあります（表1）。

IWSは，特に5日以上のベンゾジアゼピン系薬剤（ミダゾラム），オピオイド系薬剤（モルヒネ塩酸塩，フェンタニル），デクスメデトミジン（DEX）の長期投与や，総投与量が多い時に，投与量の急な減量や中止をすると発症するといわれています[2)]。

表1 IWSの主な症状

身体的症状	発熱，頻脈，頻呼吸，発汗，悪心，嘔吐，下痢
精神的症状	不穏，振戦，不眠，啼泣，不機嫌，過興奮，筋緊張

表2 WAT-1（小児重症患者の薬物離脱症状を評価するスケール）

12時間前からの患児記録からの情報	ゆるい便/水様便	なし＝0 ある＝1
	嘔吐/むかつき/吐き気	なし＝0 ある＝1
	体温>37.8℃	なし＝0 ある＝1
2分間の刺激前の観察	興奮状態	SBS≦0か，覚醒/睡眠/穏やか＝0 SBS≧+1か，覚醒/不快＝1
	振戦	なし/軽度＝0 中等度/重度＝1
	発汗（わずかでも）	なし＝0 ある＝1
	まとまりのない運動/反復運動	なし/軽度＝0 中等度/重度＝1
	あくび/くしゃみ	1回以下＝0 2回以上＝1
1分間の刺激観察	タッチにびっくりする様子	なし/軽度＝0 中等度/重度＝1
	筋緊張	正常=0 増加=1
刺激後の回復	平穏な（穏やか）状態（SBS≦0）に戻るまでの時間	2分未満＝0 2-5分＝1 5分超＝2

〔Franck LS, Harris SK, Soetenga DJ, et al.: The Withdrawal Assessment Tool - Version 1（WAT-1）an assessment instrument for monitoring opioid and benzodiazepine withdrawal symptoms in pediatric patients. Pediatr Crit Care Med,9(6): 573-580, 2008. より一部抜粋〕

IWSを評価する方法として，WAT-1（withdrawal assessment tool ver. 1）[3]があります。WAT-1はスコアを12時間ごと・投与中止後72時間まで，11項目を12点満点で評価します（表2）。判定には小児の集中治療領域で使用される鎮静評価スケール，SBS（state behavioral scale）を使用します。SBSでは，反応なし（−3点），侵害刺激に反応（−2点），やさしいタッチもしくは声に反応（−1点），覚醒し，おとなしくしていることができる（0点），落ち着きがなく，おとなしくしていることが難しい（1点），不穏（2点）などとスコア化して評価します。

WAT-1も含め，アセスメントツールについての詳細は成書を参考にしてください。

ドクターからのひとこと

鎮静・鎮痛薬の漸減・中止に伴うIWSは，ミダゾラムで発症することを多く経験してきました。また，最近はDEXの小児鎮静への臨床応用の機会が増えるにつれ，この薬剤に関わるIWSを経験する機会が増えています。DEXによる症状の特性として，WAT-1のスコアとしてはIWSの範疇に入らなくとも，頻脈が前面に出て臨床的に困ることを経験します。

IWSの予防策として，ベンゾジアゼピン系，オピオイド系薬剤などの計画的な減量とほかの薬剤の使用，内服薬や坐薬への切り替えなどの工夫で総投与量を減らすことが必要です。

また，IWSの症状が出現した場合は，連用していたものと同じ種類の薬剤で経腸的に間欠投与できる長時間作用性のものを使いながら，10日から2週間かけて減量，中止します[4)]。例えばミダゾラム持続静注後のIWSには，ジアゼパムの経口内服薬や坐薬などの1日3回投与に変更し，3日で20%減量していくようなスケジュールで漸減していきます[4)]。

ドクターからのひとこと

おそらくB看護師は，患児の意識状態が低下していないことをもって，痙攣ではないと感じたのでしょう。心拍数は，痙攣ではさらに顕著に上昇することがあります。痙攣ではないとしても，振戦のほか様々な異常な動きを示す病態があり，様々な鑑別を要します。

今回，状況証拠的に離脱症状を最初に疑ったのは，B看護師の臨床的センスによるものなのでしょうが，ほかの鑑別を脳裏に浮かべることなく離脱症状だけに絞ってしまうと，どこかで落とし穴にはまる危険性があるかもしれません。この点は，このあとPoint 2で追記されています。

Point 2

本当にIWS? 様々な可能性を考慮して観察しよう

IWSで現れる主な症状(表1)は，それだけでIWSであると早期に判断できるものではありません。

上肢の小刻みなふるえや，発熱，頻脈は何が原因で生じているのか，まずは現れている症状からどのようなことが予測されるのかを意識しながら観察することが大切です。そして，観察された症状，状態から何が考えられるのか，アセスメントすることが大切です。それが重篤な状態になる前の初期症状である可能性もあり，早期の対応が必要な場合があります。

例えばMちゃんの場合，上肢のプルプルしたふるえは悪寒で，37.9℃の発熱を認め，頻脈であることと，心臓手術後で人工呼吸器管理を1週間以上継続していた経過から，何らかの感染症を引き起こしている可能性も考えられました。その場合，早期に血液データの確認や抗菌薬投与などの適切な対応を行わなければ，敗血症性ショックにまで急激に悪化してしまいます。

注意深く丁寧に観察を行い，考えられる様々な可能性を1つひとつ消去しながら，残された可能性のうちの1つとしてIWSを考慮し，早期に医師に報告をすることが重要です。

ドクターからのひとこと

IWSの診断と治療においては，チーム医療が重要です。看護師のベッドサイドでの丁寧な観察とIWSのスコアリングと看護記録(このほかに鎮静・鎮痛・せん妄などのスコアリングも看護師の協力が不可欠です)，さらに，薬剤減量プランの設定とその遵守にあたっては臨床薬剤師との密接な連携が重要となります。多職種によるよりよいチームワークの涵養を目指しましょう。

Tips

手術後など重症集中治療管理を必要とする時，治療上鎮痛・鎮静管理は不可欠です。場合によっては安静を保持するために，結果として投与量が過剰となっていて，IWS を引き起こしてしまうことがあります。

侵襲の大きい手術後や，長期に人工呼吸器管理を行っていた患児がICU から転棟してきた時などは，人工呼吸器管理を行っていた期間や，鎮静剤や鎮痛剤の種類や使用期間・薬剤投与量などに着目して情報収集したり，また IWS を疑う症状はないかを考慮して観察することが大切です。

IWS が疑われる場合は早期に対応します。医師の指示を確認して，必要時は適切に薬剤を投与し，患児が安楽に過ごせるように心がけ，また不安に感じている家族へ十分に説明を行いましょう。

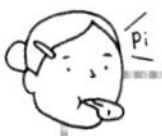

まとめ

人工呼吸器管理後は，鎮痛・鎮静剤からの離脱症状に注意！ ふるえや頻脈，発熱などの症状があれば原因の探索が必要です。

引用文献

1）日本呼吸療法医学会・多施設共同研究委員会：ARDS に対する Clinical Practice Guideline 第 2 版．人工呼吸，21（1）：44-61，2004.

2）道又元裕（監修），三浦規雅（編）：重症小児患者ケアガイドブック．pp.157-158，総合医学社．2018.

3）Franck LS, Harris SK, Soetenga DJ, et al.: The Withdrawal Assessment Tool - Version 1（WAT-1）an assessment instrument for monitoring opioid and benzodiazepine withdrawal symptoms in pediatric patients. Pediatr Crit Care Med,9（6）: 573-580, 2008.

4）植田育也．小児ICUにおける鎮痛と鎮静．綜合臨牀，50（9）：2541-2546，2001.

Case 12

原始反射だから大丈夫です

——痙攣発作の認識と判別

Case

低体重にて出生した生後 3 か月の男児 O くん。NICU 退院後，自宅で過ごしていたが，今回は経過観察目的にて MRI 検査を行うため入院となった。現時点で特に治療は行っていない。

O くんは MRI 検査前に眠剤を使用した。検査終了後，担当の A 看護師は母親に，O くんが目を覚ますまでそばで見守るよう依頼した。

その後 A 看護師が覚醒確認のため訪室したところ，O くんはまだ覚醒していなかった。目を覚ますのを待っている間に O くんの最近の様子を母親に尋ねると，「ビクッという動きを繰り返すのですが，大丈夫でしょうか」との質問があった。A 看護師は，先輩の B 看護師に相談した。

Scene

A 看護師

さっき O くんのお母さんと話をしていて，最近ビクッとする動きがよくあって気になるって話されていたんです。

そうなんだ。どんな動きが気になるって言っていたの?

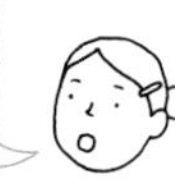

B 看護師

A：何かにびっくりしたような感じで，両手を広げる動きをするそうです。何回か続く時もあるそうです。「赤ちゃんによくみられるモロー反射だから気にしないで大丈夫」とお伝えしたんですが…（O くんを指さし）あっ，この動きです。

（O くんは両手を広げ，抱きつくような動作をしている）

B：確かにモロー反射の動きに似ているね。でも何回も続くって言ってたよね?

A：はい，繰り返しみられるって言っていました。

B：繰り返しているならモロー反射じゃないかもしれないよ。

A：えっ，モロー反射じゃないんですか？ あっ，また同じ動きをしました。これ，なんの動きなんでしょう？

B：ステーションに先生がいたから聞いてみようか。

A：はい。

（A は経緯を説明し，O くんの動きを再現してみせた）

医師：点頭てんかんの発作かもしれないね。脳波検査をしたら診断がつくと思うよ。教えてくれてありがとう。

その後，脳波検査にて点頭てんかんに特徴的な脳波異常（ヒプスアリスミア）を認め，モロー反射のような動きがあることから点頭てんかんの診断がつき，ACTH 療法*を開始することになった。

* ACTH 療法：点頭てんかんに有用な治療方法の1つ。副腎皮質刺激ホルモン（ACTH）を筋肉注射することで副腎皮質からステロイドホルモンの分泌を促し，発作や脳波所見を改善させるといわれているが，点頭発作の抑制機序は不明である。ACTH 療法では合併症の出現に留意しながら治療を進めていく。

Point 1

原始反射と間違いやすいてんかん発作もある

今回のケースは，点頭てんかんによる発作とモロー反射の判別がしづらかった事例です。両者は動きが似ており，反射が出ている時期と点頭てんかんの好発年齢が重なっているため，間違われることがよくあります。

モロー反射とは赤ちゃんに特有の原始反射の１つです。大きな音や突然の刺激に対して，びっくりしたように身体をびくつかせ，抱きつくような動きをします。生まれた直後から出現し，生後3～4か月頃までに消失します。モロー反射の出現は頻度・大きさともに個人差があります。

その動きに似た発作を起こす疾患に点頭てんかんがあります（表1）。点頭てんかんの好発年齢は生後3～11か月で２歳以上の発症は稀といわれています。発作は覚醒直後にみられることが多く，座った状態では頭が前にがくんと倒れることから，点頭発作（スパズム攣縮（れんしゅく））と呼ばれています。スパズムは単独でも出現しますが，「シ

表1 モロー反射と点頭発作（スパズム）の違い

モロー反射	点頭発作（スパズム）
・眠っている時に起こることが多い ・大きな音や突然の刺激で起こる ・終わった後に自分の動きに驚き，目覚めて泣くことがある ・モロー反射消失後，定頸がみられることが多い	・覚醒直後に起こることが多い ・単独の場合もあるが，5～40 秒ごとに同じ動きが連続してみられる（数十分にわたり持続することもある） ・頭が前にがくんと倒れる ・上下肢を振り上げる ・発作後の発達に遅れや退行がみられる ・発作中も意識を保った状態でいる

リーズ形成」という5～40秒ごと（10秒程度が多い）の周期で同じ動きを繰り返すことも特徴的です。臥床中では，びっくりしたように上下肢を振り上げる動きをすることがあります。その際，首が前屈することも多く見られます。そういった動きはあまり目立たず，抱っこをした時に身体のビクッとした動きを周期的に感じる程度の弱い発作の時もあります。

点頭発作は通常のてんかん発作とは違い気づかれにくく，受診や治療開始が遅れてしまうこともあります。発作後，数日から数週間の単位で今までできていたことができなくなり，笑わなくなる・首のすわりがなくなる・お座りができなくなる・反応が乏しく不機嫌になるなどの状態に陥る場合があり，退行が認められることもあります。治療開始が遅れると，精神・運動機能の両面に発達の遅れが出てしまう可能性があるのです。また，治療で発作や脳波が改善したとしても点頭てんかんによる発達の遅れは取り戻せないこともあるため，なるべく早期の発見・受診・治療が望まれます。そのため，原始反射とてんかん発作の見極めが重要となります。

ドクターからのひとこと

シリーズ形成性のスパズムを認める場合，点頭てんかんの診断は比較的容易です。発作型としては上記以外にも伸展型など多数あるため，生じるタイミングやあやし笑い，追視などの発達状況の変化にも注意が必要です。基礎疾患がなく発達も順調で，家族からの話のみで発作を確認できない場合は，自宅で動画撮影の上，医療機関の受診を勧めてください。

Point 2
てんかん発作にはいろいろな型がある！

てんかんとは，大脳の神経細胞の異常な電気的興奮が原因で起こるてんかん発作を症状とし，同じような発作を繰り返すものです。電気的興奮が起こる大脳の部位により，様々な種類のてんかん発作（痙攣を含む発作）が見られます（表2）。現れる発作の症状の多くは，てんかんの種類によって決まっています。

てんかん発作の典型的な型は痙攣です。痙攣は，自分の意志とは関係なく勝手に骨格筋が強く収縮することで，全身が大きく動くものや，バイタルサインが変動するようなものから，目立たない小さい動きのものまであります。痙攣はてんかん以外でも 表3 のような原因によって引き起こされますので，原因を調べることが大切です。

てんかん発作には，表2 に示した通り，全身が突っ張るものや身体が大きくがくがくとふるえるものだけでなく，ぼーっとして意識レベルが低下するものなど，様々な種類・型があります。程度も個人差があり，その時々によっても違います。Oくんのケースのように正常な動き（原始反射）と間違えてしまうことも実際にあります。

ドクターからのひとこと

てんかん発作と間違えやすい生理的行動や異常行動は数多くあります。その多くは適切な病歴聴取と診察により鑑別が可能です。失神の場合，不整脈や心血管構造異常などの致死的疾患の有無を最初に確認することが重要です。また虐待の結果，痙攣が生ずる可能性があることも覚えておく必要があります。

表2 てんかん発作の種類

全般発作	
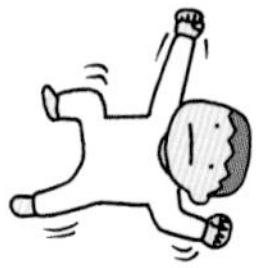	**点頭発作** ・頭が前にがくんと倒れ，上下肢を振り上げる動きがみられる ・発作が起こっている間も意識は保たれている ・単独の場合もあるが，5～40 秒ごとに同じ動きを繰り返す
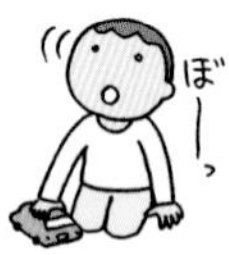	**欠神発作** ・意識消失が突然始まり，それまでの動作が中断される ・ぼーっとし，数秒から数十秒後に突然終わり，活動が再開される。発作の始まりと終わりがはっきりとしておらず，短い場合は周囲の人が気づかないこともある ・集中力がない，注意力散漫と勘違いされることもある
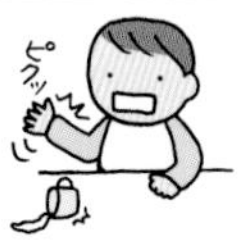	**ミオクロニー発作** ・筋の攣縮によって起こる ・全身や手足が一瞬ピクッとし，物を落とすこともある
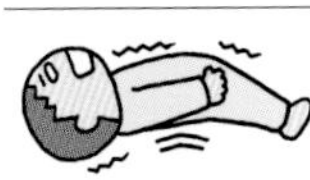	**強直発作** ・意識を失い，呼吸も停止する ・全身が硬くなり，突っ張るなど，手足を強直させる
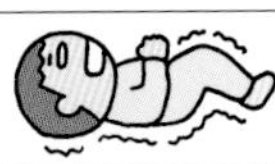	**間代発作** ・がくがくと小刻みにふるえ，手足の伸展や屈曲を繰り返す
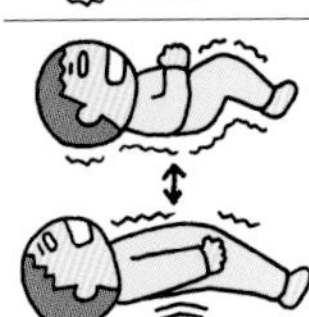	**強直間代発作** ・突然意識を失い，強直発作出現後，間代発作が出現する
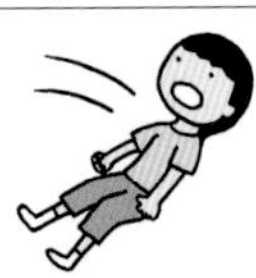	**脱力発作** ・筋緊張の急激な低下で起こる 物を落としたり，立っている時には転倒し，けがをすることもある

部分発作	
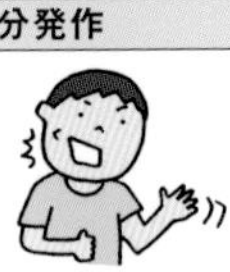	**単純部分発作** ・身体の一部に起こり，意識が保たれていることが多い ・身体の一部がひきつる，突っ張る，ねじれる，ガクガクとする。ピクピク，チクチクと感じることもある
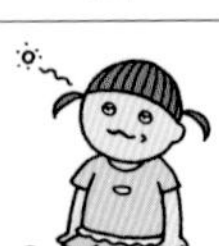	**複雑部分発作** ・意識消失を伴う ・ぼーっとして口をもぐもぐとさせたり，ぺちゃぺちゃと音をたてる ・周囲を歩き回る（自動症），手を叩くなどの動きがみられる

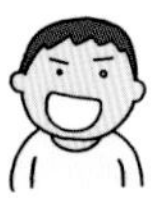	**笑い発作** ・にやける，声を上げて笑う，楽しい感じを伴わない笑い，怪しげな笑いなど様々な種類がある
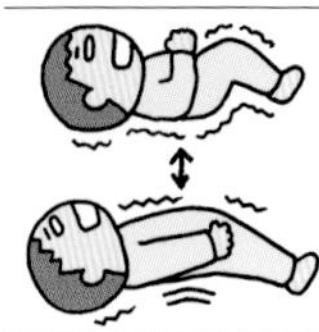	**二次性全般化発作** ・単純部分発作，複雑部分発作に引き続き全般発作に移行する。発作の後半は全般発作の強直間代発作と似ている

表3 痙攣の原因になるもの（主なもの）

脳の器質的障害によるもの	てんかん，先天性疾患，変性疾患，脳炎，脳症，脳腫瘍，脳出血，頭部外傷，脳血管疾患，脳膿瘍
その他，全身性によるもの	感染症（髄膜炎・敗血症など），熱性痙攣，熱中症・日射病・熱射病，中毒，脱水症，低血糖，水・電解質異常，腎不全・肝不全，代謝異常，神経・筋の異常，心因性，低酸素血症，憤怒痙攣

※〈その他，全身性によるもの〉に分類されているものでも，二次的に脳実質が障害されて起こる痙攣もあります。

Point 3
「何か変」と感じたら，症状や前後の様子の観察を！

いわゆる全身性の痙攣は誰でも気づくことができますが，いつもと違う小さな動きは見逃されてしまうことがあります。日々の看護から気づける発作もあります。「何か変」「いつもと違う」などの動きがあった場合，子どもに現れている症状や動きの特徴，その前後の様子などを観察し，原始反射のように正常のものなのか，病的なものなのか，アセスメントしていくことが重要です（表4）。子どもは自分に現れている症状を言葉で他者に伝えることができません。看護師が様々な可能性を考えて観察していく必要があります。また，一緒に生活をしている家族からの情報を収集することも大切です。

普段から子どもの様子を観察する中で，小さなことでも気になることがあれば，それに関する情報収集を意図的にしていきましょう。あなたの「何か変」「いつもと違う」を信用してください。

表4 痙攣の観察項目

時間	いつから始まり，どのくらい持続しているか，頻度
きっかけとなる事象の有無	どのような動作をしていて始まったか 嘔吐や転倒・発熱の有無 どんな時に起こったのか，など
型，進み方	全身性（強直性，間代性，強直間代性）か局所性 身体の一部にとどまるのか，全身性に広がっていくのか 短時間の痙攣を繰り返す，長時間止まらない，など
出現部位	上肢，下肢，頭部，眼瞼など 両側性，片側性など
バイタルサイン	体温，心拍，血圧，呼吸数，意識レベル（GCS）＊
呼吸状態	チアノーゼの有無，努力呼吸の有無，Sp_{O_2} 値など
神経学的症状	意識レベル（GCS），瞳孔径，対光反射など
活気や機嫌	活気の有無，不機嫌の有無，機嫌の変化，など
痙攣後の意識状態	入眠後の覚醒状況，意識レベル（GCS）

＊GCS：小児では，主に小児用のGCS（グラスゴー・コーマ・スケール）が使われる（→ p.195）。

ドクターからのひとこと

痙攣・意識障害が今まさに持続しているかどうかを短時間で判断する必要があります。モニター装着，バイタルサインの確認を行い，表4に記載された観察項目を意識して，痙攣・意識障害が持続しているかを判断してください。その際，年齢ごとのバイタルサインの基準値を把握していることが大切です。

また，基礎疾患がある患児では普段との違いが重要になります。家族に発作型を確認しておき，ドクターコールを要する基準を医師と事前に話しておくといいでしょう。

Tips

今回のケースは，点頭てんかんの発作を乳児に特有の原始反射と混同してしまった事例です。乳児に特有の原始反射は出現頻度や大きさに個人差はあるものの，ほとんどの乳児に現れるといわれています。点頭てんかんも小児においては決して稀な疾患ではなく，乳児期に発症するてんかんの代表的なものといわれています。

痙攣といえば全身が突っ張るものや，全身を大きくがくがくとふるわせる動きを思い浮かべがちです。しかし小児特有の点頭てんかんの点頭発作は，痙攣のような動きとは異なります。小児看護で認識してほしい発作でもあります。

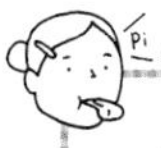

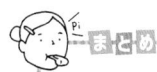

まとめ

いつもと違うその動き，本当に正常の反射ですか？
てんかんを疑う症状があれば，早急な対応が必要です。

参考文献

・高橋幸利（編）：新小児てんかん診療マニュアル．診断と治療社．2019
・日本小児神経学会（監修），小児けいれん重積治療ガイドライン策定ワーキンググループ（編）：小児けいれん重積治療ガイドライン 2017．診断と治療社，2017．
・日本小児神経学会（監修），熱性けいれん診療ガイドライン策定委員会（編）：熱性けいれん診療ガイドライン 2015．診断と治療社，2015．

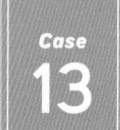

Case 13

手はあんまり動かさないので固定はしていません！

——術後の脳梗塞

Case

ファロー四徴症で心臓カテーテル検査のため入院となった２歳のＵくん。在胎週数39週５日，出生体重2,890 g，１歳児検診で心雑音を聴取され定期的に受診している。利尿剤を内服しているものの，哺乳は良好で体重増加は順調，発達には問題ない。

心臓カテーテル検査はトラブルなく終了し，２時間後に病棟に帰室した。翌日の朝，先輩のＢ看護師が朝のラウンドをした際に，入眠中のＵくんの手の固定がされていないことに気づいた。Ｕくんは発達に問題なく，点滴が左手に入っていたことから，Ｂ看護師は受け持ちのＡ看護師に状況を確認した。

Scene

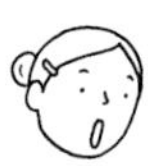

B 看護師

Ｕくんの手の固定がされていないけど，どうしたの？ 起きたら体動が活発だから，左手の点滴を自己抜去するかもしれないよ。

Ｕくん，起きてもウトウトしている感じで。左手の点滴を触らないように注意していたんですけど，右手をあんまり動かさないから，固定しなくても大丈夫かと思って外しています。

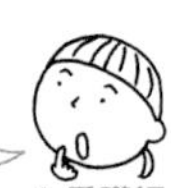

A 看護師

B：Ｕくん，ずっと眠ってるの？

A：はい。一度，目は覚ましたんですけど，おとなしくしていて…麻酔の影響かと思ったんですけど。

B：術前は大泣きして暴れて，点滴を入れるのも大変だったよね？

A：はい，手足の力が強くて抑えるのが大変でした。

B：Ｕくんを起こして，意識の確認をして。もしかして，手を動かさないのではなく，動かせないのかもしれないよ。

A：Uくん！Uくん！
開眼はしますが発語がありません！左手は動きますが右手は動きません！

B：心カテ後の脳梗塞が考えられるので，すぐに先生に連絡してください。

担当医が到着後，診察し右麻痺があることを確認した。輸液の指示と痙攣の出現に注意するよう指示が出された。後日に頭部MRI検査，脳血管造影検査を行うこととなった。

Point 1
術後に脳梗塞が起こることもある！

脳梗塞は，脳を栄養している血管が詰まるか細くなって脳への血液の流れが悪くなり，酸素とブドウ糖が不足し脳の神経細胞や線維が死んでしまう疾患です。成人の場合，脳梗塞の原因は加齢や糖尿病，高血圧などによる動脈硬化を背景とするものがほとんどです。一方，小児では，今回のケースのような心臓カテーテル検査や外科手術後に起きる場合もあり，原因は様々です（表1）。成人と小児とでは脳梗塞の原因が違うことから，治療法も異なります。ただし小児の治療法は

表1 成人と小児の脳梗塞の原因

▶ 成人の脳梗塞の原因

タイプ	原因
ラクナ梗塞	高血圧，糖尿病
アテローム血栓症	高血圧，糖尿病，脂質異常症
心原性	心房細動，急性心筋梗塞，人工弁，弁膜症，感染性心内膜炎

▶ 小児の脳梗塞の原因

タイプ	原因
心臓疾患	ファロー四徴症などチアノーゼ型心疾患
血管炎	水痘，細菌性髄膜炎，結核性髄膜炎など
非血管炎	もやもや病，脳動脈解離など
血液疾患	DIC，AT-Ⅲ欠損症，C蛋白欠乏など
その他	代謝疾患，外傷，脳腫瘍，脱水

確立してないのが現状です。

小児の脳梗塞の頻度は成人と比べると低く，可逆性があり，成人より予後はよいとされています。しかし，小児の脳神経組織は未発達であるために，大きな脳梗塞を起こすと予後が不良になる場合もあります。

成人も小児も原因を問わず梗塞を起こしやすいといわれ部位は，中大脳動脈と前大脳動脈領域です。

脳梗塞は梗塞を起こしている血管が脳のどの領域を支配しているかによって現れる症状は異なります（図1，表2）。症状としては，片麻痺，痙攣，意識障害，失語，頭痛，行動異常などがみられます。痙攣や意識レベルの低下を確認した場合には，応援を呼び一次救命処置（BLS）を開始します。呼吸・循環が安定している場合には，GCSやJCSを使った意識状態の確認，脈拍や血圧などのバイタルサインや対光反射，麻痺の有無などの症状の確認を行います。

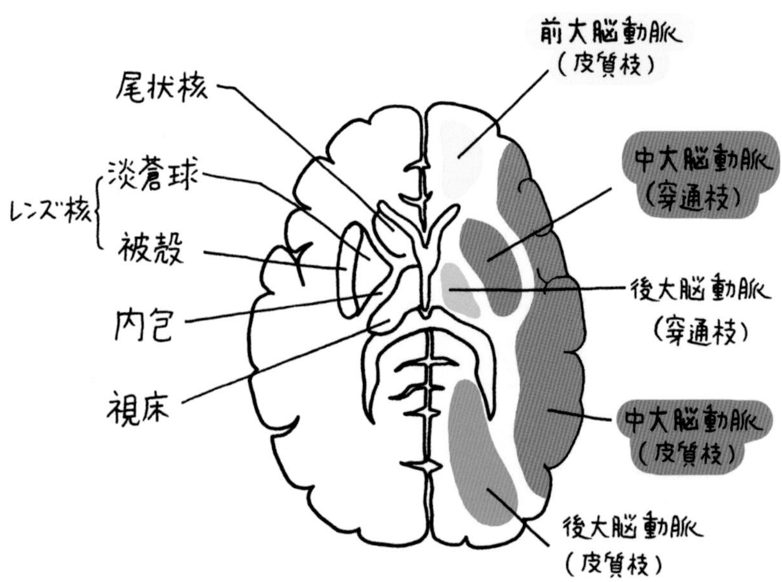

図1 脳動脈と支配領域

表2 中大脳動脈と前大脳動脈の支配領域と出現しやすい症状

血管	支配領域	症状
中大脳動脈（穿通枝）	基底核，内包，放線冠，レンズ核	片麻痺
中大脳動脈（皮質枝）	前頭葉，側頭葉，頭頂葉	片麻痺（上肢），感覚性失語，運動性失語，半側空間無視
前大脳動脈（皮質枝）	前頭葉	片麻痺（下肢），自発性の低下

Point 2

術前と現状を比較して変化を見抜く

小児は成人と違い，おとなしく言うことを聞いてはくれません。暴れると手術した傷が痛いはずなのに暴れることもあります。小児なのにおとなしくしている，動かないのは，「全身状態が悪く活気がない」もしくは「手足を動かすことができない何かが起こっている」可能性があります。

本ケースのUくんは2歳です。2歳は一般的に，「おはよう」や「おやすみ」などの日常の挨拶が可能で，簡単な質問に答えることができます。運動機能は走る・ジャンプ・スキップ・ボールを蹴るなどができるようになり，活発に活動する年齢です。

術後は麻酔による侵襲や合併症の発症など，原疾患とは別の症状を呈することがあります。手術時間がどのくらいだったのか，麻酔の影響は術後何時間まであるのか，合併症としてどのような症状が現れるのかについて確認することは大切です。小児の場合，さらに年齢による発達や術前の運動機能やおしゃべりの様子など，術前と現在の状態を比較しアセスメントすることが欠かせません。

特に乳幼児ではまだ，自分の状態の変化に気づくことができません。そして，言葉で正確に相手に伝えることも難しいため，看護師は丁寧に観察していく必要があります。

ドクターからのひとこと

年齢の低い小児は，自ら症状を訴えることができず，また，診察にも協力的ではなく，神経学的異常があるかどうかを見極めるのが難しいことが多くあります。看護ケア時に，刺激に対して啼泣や反応がみられるか，目で物を追うか，また，手足の動きに左右差がないか，などに気をつけて観察することが大切です。

Point 3

家族の訴えにも耳を傾ける

小児の場合，そばにいる家族が子どもの状態の変化に気づくことがあります。家族は日常の子どもの様子を知っており，病状を心配して普段からよく観察しています。「手がだらんとして力が入らないみたいなんです」「歩き方がおかしいんです」などの家族の訴えがあった場合には，必ず状況を確認しましょう。脳梗塞の症状の1つである頭痛は，乳児や言葉の発達が遅れている小児の場合，「頭が痛い」とは表現できません。泣き止まない，機嫌が悪い状況が続く時，家族から「ずっと泣き止まず機嫌が悪いんです」「こんなこと初めてなんです」といった訴えがあった場合には，痛みや不快な体験をしている可能性があります。バイタルサインと全身の状態を確認しましょう。

Tips

術後管理は，手術をした部分のみに目が行きがちです。「バイタルサインを測る」「出血の状態をみる」「痛みの状況を確認する」といったことはいずれも大切ですが，みようと思わないと見落としてしまうことがあります。

今回のケースのような心臓カテーテル検査後の脳梗塞は，頻度としては決して多くありません。しかし知識として，術後の正常な経過に加えて，起こりうる合併症や急変について知っておくのは当然のことです。

「もし急変するとしたらどんなことが起こるのか，その徴候に気づくには，何をみていればいいのか」を常に頭の中に置き，観察項目を考えることが必要です。「あれ?」と感じたことは確認する，先輩に相談することを心掛けましょう。

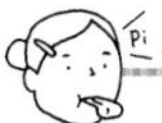

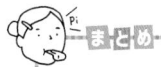

まとめ

普段活発な患児が目を覚ましてもおとなしいのは，何か不調があるからかもしれません。術後の合併症の可能性はありませんか?

参考文献

- 小宮山雅樹：神経脈管学．メディカ出版，2012.
- 高梨佳江，鈴木順子：脳梗塞の術後，握手の手が遅く力が入らない．Brain Nursing，22(6):590-598，2006.
- 橋本洋一郎，俵 望，伊藤康幸，ほか：まずは，「脳卒中」を理解しよう! Brain Nursing，27(11):1070-1076，2011.
- 畑江芳郎，小林良二，西 基(監修)：小児科 第3版．海馬書房，2012.
- 平野照之：5 脳梗塞．Brain Nursing,30(4):344-345，2014.

Column

あなたは医師に言えますか?

食事や入浴，安静，退院などは医師のオーダーで行われます。しかし，患児あるいは保護者の希望を最も聞いているのは看護師です。患児の状態の変化を知っているのも，常に観察している看護師です。医師のオーダーは絶対ではありません。

医師から「ベッド上安静」の指示が出されたあと，患児の状態が落ち着いてきても，オーダー通りに安静を継続していませんか?「1時間ごとにバイタルチェック」の指示があった時，状態が安定しても漫然とチェックを続けていませんか?

モニターを装着する，導尿や点滴，抑制をする，あるいは時間ごとのバイタル・尿量をチェックするなど，オーダーは次々と出されます。これらはもちろん必要なのですが，時には患児の快適な生活を妨げ，あなた自身を忙しくしているだけのこともあります。

「このオーダーはなぜ必要なのですか?」「いつまで継続が必要ですか?」，そう思ったら，医師に患児の現在の状況を伝え，オーダーの必要性を確認してください。

すべての医師が良い顔をするとは限りません。多忙そうで聞く耳を持たない雰囲気の医師もいます。

それでも医師に尋ねてほしいのです。患児を守るために，そして看護を不必要に忙しくしないために。

（本田雅敬）

Case 14

筋緊張強いな，刺激したせいかな
――脳性麻痺児の骨折

Case

脳性麻痺児である 10 歳の M くん。寝たきりであり，普段はバギーを使い，バスに乗って特別支援学校へ通学している。

定期検査の目的で，3 日前に 1 週間の予定で入院した。M くんは 2 日前から，A 看護師がベッドサイドに行くと，身体に少し触れただけで上肢をぴくつかせており，おむつ交換時には顔をゆがめて上体をくねらせるような動きをしている。

M くんはてんかんの既往があり，テグレトール® とデパケン® の内服をしている。この 3 か月は大きな痙攣を起こすこともなく，状態は安定している。本人に触らなければ，四肢や身体の動きは激しくはない。

A 看護師は，今日はMくんの入浴を行う予定であったが，筋緊張が強いことと昨晩からの発熱もあるため入浴は見合わせようかと，先輩の B 看護師に相談した。

Scene

A 看護師

B さん，今日は M くんの入浴は中止しようと思うんですけど。

何でそう思うの?

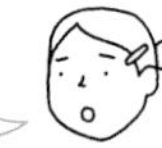
B 看護師

A：M くんは**熱もあるし，触っただけでビクンビクンとして，筋緊張も強いので，ちょっと様子をみようと思うんです。**普段よりも脈拍も速いようですが，これは発熱のせいですよね。

B：発熱していて筋緊張が強いのね。ほかに変わったところはない?

A：そういえばおむつ交換の時などに，右の大腿部から臀部を触ると痛そうに顔をしかめます。

B：ちょっと一緒に見てみましょうか。
(2 人でベッドサイドに移動する) 右足のほうが左と比べて少し腫れてるように見えるけど。色も赤いんじゃない? 骨折の可能性もあるから，まずは先生に報告して診察してもらいましょう。

A：わかりました。先生に報告します。

X線撮影の結果，右下腿骨骨折と診断され，鎮静下で整形外科医により徒手整復を施行。明らかな転位がないため，整復位を保ち，ギプス固定を行った。

Point 1

脳性麻痺児は骨折のリスクが高い！

運動機能障害の半数を占める脳性麻痺は，分娩周辺期に何らかの原因によって脳損傷を起こし，主として運動機能障害の特徴を持つ非進行性の病変の総称です[1)]。

脳性麻痺であっても運動機能障害の程度は様々ですが，Mくんの場合は寝たきりの状態です。2009年のMerglerらのレビューによると，寝たきりの脳性麻痺患者に骨折は年4％程度発生し，大腿骨の骨密度の低下は脳性麻痺患者全体の77％に認められます[2)]。

骨折のリスク要因は，歩行不能，摂食障害，骨折の既往，抗痙攣薬内服，皮下脂肪の薄さ（やせ），四肢の肢位，筋緊張，麻痺などです。また，Presedoらによる脳性麻痺患者の骨折に関する調査によると，1,637例中骨折は156例で，骨折をしやすい部位として，下肢82％，上肢14％で，膝周囲の骨折が全体の3分の1を占めていたという報告があります。骨折の原因は55％が不明で，外傷によるものが32％，トランスファー時7％，理学療法時4％，痙攣発作時2％でした[2)]。

これらの報告からもわかるように，寝たきりである脳性麻痺患者は骨折につながるリスクが潜在的に高いといえます。

脳性麻痺児は，日常的に動かす関節とその運動の範囲が限られるために，ゆっくりと不均衡に成長する組織によって変形が形成されます。そのために，身体保清時などの衣服着脱の際には，うまく手足を伸ばせないことも多く，介助者が力をかけ過ぎることがあります。

また，普段から他動運動によって過敏な筋緊張状態になることが多いので，急激な痛みがある場合でも，原因が把握しづらいこともあります。

今回はA看護師が，Mくんが痛そうな表情をすることに気づき，先輩のB看護師と一緒に観察したことで骨折に気づくことができました。言葉で伝えることができない患児の訴えに気づくことができるよう，十分観察する必要があります。

ドクターからのひとこと

脳性麻痺などで重度の運動機能障害のある患児，特に寝たきりの患児は，処置や看護にあたって骨折をさせないように注意が必要です。骨密度が大きく低下した患児は，弱い外力でも骨折してしまうことがあり，患児に携わる医療従事者全員が骨折のリスクを認識する必要があります。痛みを訴えることができない患児では，日常生活の介護にあたる家族や看護師が骨折に気づくことが多く，その役割は重要です。

Point 2

脳性麻痺児では症状の変化がわかりにくい

脳性麻痺児は言葉を使ったコミュニケーションが非常に困難です。

患児の変化に気づくためには，普段の患児の日常生活動作のレベルや介助の仕方を知っておくことが大切です。入院時に筋緊張を起こしにくい体位(ポジショニング)を家族に確認しておきましょう。この時，家族から普段の体位の写真などがあれば持参してもらい，統一したケアが行えるようにしましょう。写真がない場合は，家族の了承を得て写真を撮り，視覚的に共有することも必要です。

当院では，骨折リスクのある場合は，電子カルテとベッドサイドに，「易骨折マーク」を付けて，易骨折であることを提示し，日常ケアにおいて誰もが注意を払うことができるようにしています(図1)。また，骨折歴がある場合，おむつ交換などの日常ケアは必ず看護師2名で対応し，点で支えるのではなく面で支えるようにしています。

体位変換や移乗の際には，できる限り四肢と体幹を一体として扱い，愛護的にゆっくりとやさしく行うことが必要です。わずかな外力

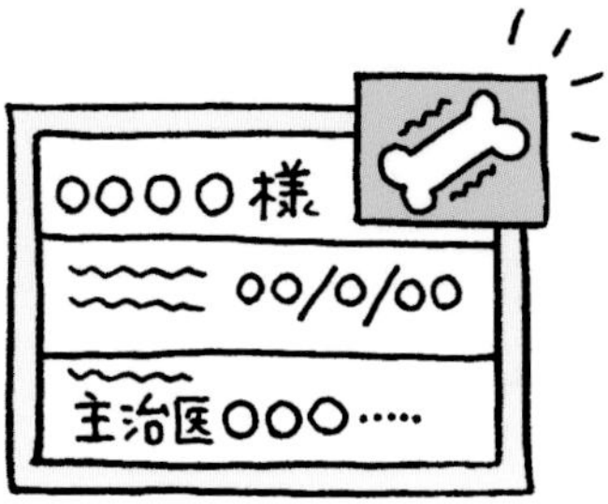

図1 易骨折マークの例

で骨折することがあるため，おむつ交換や更衣中の袖に腕を通している時などは特に注意が必要です。

入浴や更衣の時は全身を観察しやすいので四肢の発赤，熱感，内出血や腫脹がないか注意深く観察しましょう。

脳性麻痺児では入院時に医師から理学療法士にリハビリ実施の指示が出されることも多くあります。その患児の肢位から，可動域を考えて外力がかからないように注意して体位変換やおむつ交換，清拭などのケアを行います。また筋緊張を和らげる方法を理学療法士に確認し，連携して実施していくことも重要です。

患児の個別性を踏まえたケアの仕方の看護計画を立案し，看護記録に記載して，継続していく必要があります。

ドクターからのひとこと

骨折のリスクがある患児，特に骨折の既往のある患児が入院した時は，スタッフ間で情報共有することが大切です。自宅での介護方法について家族から情報を得て，また，リハビリスタッフからのアドバイスも参考にして，患児の入院中の看護・介護方法について検討の場を設けましょう。

Point 3
骨折予防のためにもビタミンDの活性化を！

健常な学童期の小児は，日常生活や学校生活の中で思う存分遊びます。しかし，脳性麻痺児は運動機能障害があり，運動量が少ないために成長期に骨への負荷が少なく，外に出る機会も少ないのでビタミン

D活性化により骨強度を増やすことが難しくなり，骨密度も低くなっています。

脳性麻痺で活動性が低い場合，必要エネルギー量も低いと思われがちですが，筋緊張が亢進している場合は多くの熱量を必要とします。体重の変化を確認し，必要に応じ家族に適切な栄養指導を行います。

また，日常生活の中で散歩などに出掛けて日光に当たる機会を増やし，ビタミンDの活性化を図りましょう。

Tips

脳性麻痺児の筋緊張と痛みの違いを知るためには，おむつ交換時や入浴時など，普段のケア時の様子をよく観察する必要があります。身体に触れる時などに患児が示す，普段の様子との違いを見極めることが大切です。また，脳性麻痺児の栄養不足，日光に当たる機会の不足，廃用性骨萎縮といった理由から骨折しやすいなどの特性を十分に理解していることも必要です。

自分の思いを言葉で訴えることができない脳性麻痺児の「訴え」は，患児をよく観察することでくみ取っていくことが不可欠です。

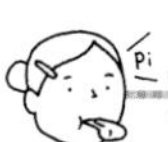

まとめ

脳性麻痺児の筋緊張がいつもより強い，発熱があるなどの場合は，骨折の可能性も考えて！

引用文献

1）坂根清三郎，湯澤廣美，山本智子：立つ・歩くことを考えた脳性まひ児のリハビリテーション―運動機能獲得へのアプローチ. p.17，へるす出版，2017.

2）日本リハビリテーション医学会（監修）：脳性麻痺リハビリテーションガイドライン 第2版. p.222，金原出版，2014.

参考文献

- Bower E，上杉将之（監訳）：脳性まひ児の家庭療育 原著第4版. 医歯薬出版，2014.
- 及川郁子（監修），村田恵子（編）：新版小児看護叢書2　病と共に生きる子どもの看護. メヂカルフレンド社，2005.
- 岡田善篤（監修）：新版 重症心身障害療育マニュアル. 医歯薬出版，2015.
- 高橋秀寿（監修），問川博之（編）：小児リハビリテーション評価マニュアル. 診断と治療社，2015.
- 鳥取大学医学部脳神経小児科（編）：診療実践小児神経科―小児神経疾患のプライマリケア 改訂第3版. 診断と治療社，2016.
- 日本小児神経学会（編）：小児神経専門医テキスト. 診断と治療社，2017.

Chapter 4

周術期看護の落とし穴

Case 15

よく泣いているんです…きっと寂しいんだね
——小児の疼痛評価

Case

4 歳，男児，右鼠径ヘルニアの手術を受けるために 2 泊 3 日で入院した C くん。医療者と母親から手術についての説明を受けていたためか C くんが泣く場面は一度もなく，手術は問題なく終了した。母親は，入院当日のみ付き添いをした。

手術後 C くんは，夕食前にカロナール® 100 mg を内服し，ご飯もよく食べ就寝した。母親は C くんが就寝後に帰宅した。しかし，C くんは夜中に目を覚まし泣き始めた。

先輩の B 看護師は，夜中に起きて泣き続けている C くんの様子が気になり，受け持ちの A 看護師に C くんの様子を尋ねた。

Scene

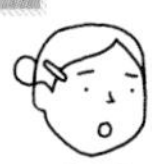
B 看護師

C くん，ずっと泣いているよね。

そうなんです。夜中に目を覚ましてから泣いているんです。だけど，そばにいると泣き止むんですよね。今夜はお母さんも付き添っていないので，**きっと寂しいんだと思います。**

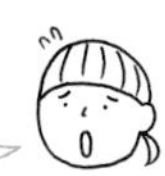
A 看護師

B：C くんの傷の状態はどう?

A：さっき排尿の時に見たけど，出血もしてないし腫れてる感じもなかったです。

B：鎮痛薬は使った?

A：えっと，10 時間くらい前にカロナール® を飲んでいます。

B：そばにいる時，C くんの表情や体勢はどんな感じ?

A：そうですね，表情は硬くてうつむいているかな。排尿の時は，眉間にちょっとしわを寄せ右足をかばっているように見えました。それから，左側臥位で丸まってじっとしている感じです。

B：泣いていない時にバイタル測定はできた？

A：はい。

B：手術の前までと比べてどうかな？

A：えっと，体温の上昇はないけど，脈拍数，呼吸数が少しだけど増えていて，血圧も少し上がっています。

B：Bさんがそばに行くと泣き止むんだね。きっと痛みの閾値が上がるからだね。Cくん，痛くて泣いているんじゃないかな。一緒に痛みの評価をしてみよう。

その後，Cくんの感じている痛みをまず本人に確認した。あわせて行動と生理学的所見からCくんの痛みについてアセスメントし，痛みにより泣いていると判断した。頓用の鎮痛薬を使用し，Cくんは1人でも朝まで眠ることができるようになった。

Point 1

痛みの反応を見逃さない

小児は言語能力や認知能力などが発達途上にあるため，痛みの程度や部位を的確に表現することが困難です。1歳半〜2歳頃になると「痛い」といった言葉が徐々に聞かれるようになりますが，訴えと実際の痛みの部位が一致しておらず，多くは明確ではありません。3歳頃には「ぽんぽん痛い」「おてて痛い」など痛みの部位も表現するようになります。そして5歳以降になると痛みを多くの言葉で表現できるようになりますが，同時に我慢する行動もみられ始めます。さらに痛みを周りの医療者に伝えると「もっと痛いことをされるかもしれない」「言っても何もしてくれないから，言っても仕方がない」などと，思いを伝えようとしないこともあります。

一方，小児が「痛い」と訴えたとしても，身体の不調や痛みによる苦痛なのか，不安や恐怖による苦痛なのかを読み取ることもまた難しいものです。

小児が痛みを伝えてきた時には，医療者はその痛みを受け止め対処し，本人が「痛みが楽になった。伝えてよかった」と思える関わりができることが大切です。様々な形で小児が表現する痛みに気づき，適切なケアを提供するためには，発達段階に応じた小児の痛みの表現方法や反応，特徴などを把握しておく必要があります（表1）。

表1 発達段階ごとの痛みの表現と特徴

		表現方法・反応	特徴
新生児期 ：〜生後27日		眉間にしわを寄せる，不機嫌，激しく泣く，泣き続ける，いつもと違う泣き方，ミルクを飲まない，身体に触れると嫌がる，など	・正期産児より早期産児のほうが痛みに敏感 ・表情，四肢の動きなどで示す
乳児期 ：生後28日〜1歳未満		眉間にしわを寄せる，激しく泣く，泣き続ける，手足をばたつかせる，身体に触れると嫌がる，身体を弓なりにする，など	・痛みの体験が記憶され，痛みが消えても泣いたり抵抗したりすることがある
幼児期	前期： 1〜3歳	眉間にしわを寄せる，激しく泣く，泣き続ける，手足をばたつかせる，身体に触れると嫌がる，身体を弓なりにする，うずくまる，動かない，など	・痛みの部位は，自身が理解している身体の部位に限定され，実際の痛みの部位と一致していないことがある ・言語を習得する時期であり，発した言葉の意味が成人とは異なることがある
	後期： 3〜6歳	（上記の表現に加えて） ・硬い表情，元気がない，我慢する，しゃべらない ・「ぽんぽん痛い」「おてて痛い」など痛みの部位を表現する ・「ズキズキ」「チクチク」などの擬態語を使う	・言葉の意味を十分に理解せず用いていることがあり，「痛い」が疼痛以外の意味をもつことがある ・痛みを我慢する行動がみられる時期でもあり，小児の表情や行動の変化も観察していく
学童期 ：6〜12歳		痛みの程度や質を伝えられる，眉間にしわを寄せる，しくしく泣く，うずくまる，動かない，我慢する，活動性の低下，意欲・集中力の低下，不眠・不安の増強，など	・心因性の痛みも現れるため，痛みの原因や背景は多様である ・痛みを我慢する，感情を抑えることもある
思春期 ：12〜18歳		成人と同様に痛みを表現できる	・疾患や治療，処置に伴う痛みに対して説明を受けることで，心理的準備ができる ・慢性疾患では，身体的な痛みとともに精神的，社会的影響から苦悩という形の痛みを抱える

ドクターからのひとこと

言葉で訴えられない乳幼児や神経障害を持つ小児の痛みの評価は難しいですが，例えば行動や反応が普段と違うと親が感じた場合，抱っこやよしよし，とんとんをしても泣き止まない場合，授乳や食事といった非薬理学的措置で改善しない場合，痛みの存在を考慮しましょう。痛みについては，成人と同様に小児でも，痛みの種類（侵害受容性疼痛，神経原性疼痛），痛みの原因・場所，痛みの強さを正確に評価する必要があります。

Point 2

小児の痛みを理解する

一般に大人は，「痛みを訴えない」「そばにいると落ち着いている」「痛いと言ったけど遊んでいる」などの様子から，小児の痛みを的確にとらえることが困難であり，過小評価をしやすいといわれています。そこで，活用したいのが痛みの評価スケール（表2）です。小児が体験している痛みの表現方法や，反応の意味を評価でき，適切なケアに結び付けることができます。このスケールには自己申告スケールと行動スケールがあり，状況により使い分けます。

自己申告スケールの場合，手術前から患児と家族とともに使用するスケールを選択し，使用方法を説明して練習しておくことで有効に活用することができます。また，患児が痛みを感じた時の表現方法や反応を家族から事前に教えてもらい，スタッフ間で共有しておくことも，患児の痛みの評価を行う上で有効です。

ただし，患児の痛みをスケールのみで評価しきれないこと，身体状態や心理状態によっては答えられないこともあります。そのため，聞き出すことだけに集中せず，痛みについて答えること自体が負担になる場合は中止する判断も必要です。その場合は，患児の行動や生理学的所見などからアセスメントし，ケアを行います。このような時には行動スケールが役立ちます。

行動スケールは患児の表情や活動性などを観察して評価します。評価しやすく，かつ家族とも共通したスケールで評価することができ，家族と痛みについて話すきっかけにもなります。

表2 痛みの評価スケール

▶自己申告スケール

VAS visual analogue scale	紙に10 cmの線を引き，左端を「痛みなし」，右端を「想像しうる最高の痛み」とした時，現在の自分の痛みの位置を示してもらい，痛みが何mmかで評価する
NRS numerical rating scale	直線を「0：痛みがない」から「10：想像できる最大の痛み」までの11段階に区切り，現在の自分の痛みに相応する数字を示してもらい，数字で評価する
FACES pain rating scale	0から5の番号を付けた6つの顔の表情（普通の顔から悲しそうな表情へと変化する）の中から，現在の自分の痛みに近い表情を選んでもらい評価する

▶行動スケール

FLACC face,legs,activity,cry, consolability	患児の「表情」「下肢」「活動性」「啼泣」「安静度」の5項目の行動を観察してスコアを付け（3段階），合計点で評価する
CHEOPS Children's Hospital of Eastern Ontario Pain Scale	患児の術後痛を評価するために考案されたスケール。「泣き方」「表情」「痛みの訴え」「姿勢」「傷に触れようとするか」「足の位置」の6項目を観察してスコアを付け，合計点で評価する
CPOT critical-care pain observation tool	気管挿管の有無にかかわらず使用できるスケール。患児の「表情」「身体の動き」「人工呼吸器との同調性（挿管の場合）」または「発声（非挿管の場合）」「筋緊張」の4項目のスコアを付け，合計点で評価する

ここで重要なことは，スケールを使用するのは疼痛の緩和が目的であることです。スケールの数字が下がらない状況をそのままにしてはなりません。

ドクターからのひとこと

痛みをコントロールするためには，痛みの強さを客観的に評価する必要があります。小児には鎮痛薬としてアセトアミノフェン（30分程度で最大血中濃度となり，半減期は3〜4時間）がよく使用されます。その使用前後で評価スケールに変化があったかどうかを観察すべきです。もし，痛みの改善が得られなかったと判断した場合には，痛みの原因・場所の再評価，痛みを増強している因子を検討した上で，鎮痛薬変更などの対応を医師とともに検討しなければなりません。

Point 3

薬物療法だけでなく，痛みの閾値を上げるケアを

手術後は，手術による皮膚・筋肉の断裂や内因性化学物質の放出により痛みが生じます。痛みを一度感じると，不眠，不安や恐怖感などにより痛みの閾値（本人が痛みを認知する最小の刺激強度）が低下し，さらに痛みを感じやすくなります。そして痛みにより，患児が発達によって獲得してきた行動ができなくなることもあります。また，ストレスフルな体験として記憶に残ることもあります。さらに痛みの持続は，心理的・社会的影響だけではなく身体的にも影響を及ぼし，術後の回復の遅れにつながることもあります（表3）。

患児の言動や生理学的所見をもとに痛みのアセスメントを行い，適切に鎮痛薬を使用することも必要です。そのためには，術前に患児と家族に，痛みは我慢しなくていいことや痛みがある時の対処方法を説明しておくことが大切です。

手術後は，患児がどのような苦痛を感じ，手術がどのような影響を及ぼしているか，身体面だけではなく精神面についてもアセスメントを行います。家族と会えない寂しさや，入院・手術など非日常のできごとからくる不安，友達と遊べないことや自分で行いたいことができないといった行動・社会面の苦痛など，様々な視点が必要とされます。

その上で，医師の指示に基づく薬物療法と非薬物療法（痛みの閾値を上げるケア）を組み合わせてケアを行い，痛みの緩和につなげていきます（図1）。

表3 手術後の痛みにより生じる影響

身体面	呼吸：多呼吸，痛みをこらえた浅い呼吸 循環：頻脈，血圧上昇 代謝：亢進，高血糖，発汗 睡眠：不眠，活動性低下
心理・社会面	不安，恐怖，退行，夜尿，指しゃぶり，無表情，赤ちゃん返り，など

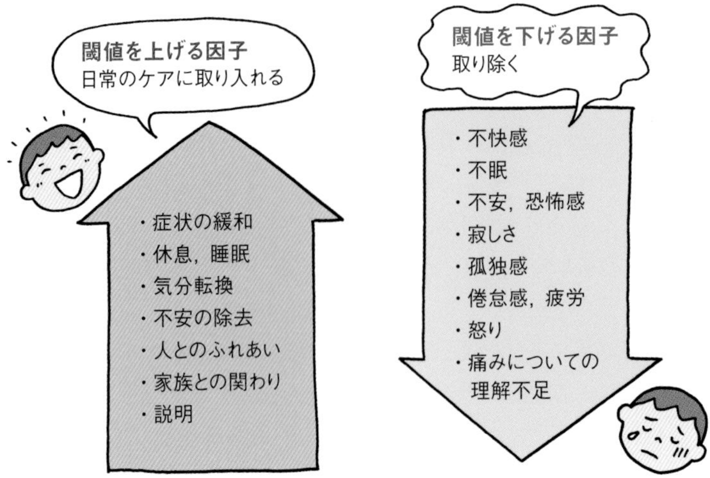

閾値を上げる因子
日常のケアに取り入れる
・症状の緩和
・休息，睡眠
・気分転換
・不安の除去
・人とのふれあい
・家族との関わり
・説明
閾値を下げる因子
取り除く
・不快感
・不眠
・不安，恐怖感
・寂しさ
・孤独感
・倦怠感，疲労
・怒り
・痛みについての
理解不足

図1 痛みの閾値に関わる因子

ドクターからのひとこと

痛みを伴う侵襲的処置を受ける患児に対し，痛みを軽減させる工夫が求められます。処置の前に，安心できる環境で年齢や理解度に応じた方法を用いて処置の手順を説明することによって，不安やストレスが軽減するといわれています。また，処置前に糖分を摂取したり，処置中におしゃぶりをさせたり，本やDVDを見せたりするなどの方法も有効です。入院している場合は，処置をする場所と患児の部屋とは別にする必要があります。

Tips

今回のケースでは痛みの訴えはありませんでしたが，Cくんの表情や姿勢，行動，バイタルサインから痛みを訴えている可能性が考えられました。そばにいると落ち着くのは，寂しさがまぎれ，安心感を得ることで疼痛の閾値が上がり，非薬物療法としてのケア効果があったということでしょう。

しかし，Cくんは眠れない状況にあり，痛みがなくなったわけではありません。そのような状況が続くと心理面へ影響を及ぼし，痛みの閾値も低下するためさらに痛みを感じやすくなり，悪循環に陥ります。患児の訴えや表現を観察し，疼痛スケールなどを使用して客観的に痛みの評価を行い，薬物療法と非薬物療法を組み合わせたケアを行うことで，患児の苦痛を軽減していくことが大切です。

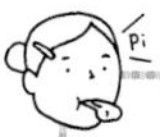

まとめ

泣いているのは「寂しいから」と思い込んでいませんか？ 痛みのアセスメントを行い，痛みがあれば薬物療法と非薬物療法によって痛みの緩和を図りましょう。

参考文献

・大阪府立母子保健総合医療センターQOL サポートチーム（編）：小児緩和ケアガイド．pp.27-31，医学書院，2015．
・大塚洋司，多賀直行，竹内 護：子どもの術後管理に必要な解剖・生理と麻酔・手術侵襲―子どもの手術にともなう生体反応について．小児看護，36（11）：1442-1453，2013．
・唐澤身和，東山峰子，込山洋美：術後に一般病室に帰室する子どものケア．小児看護，36（11）：1470-1477，2013．
・茎津智子（編）：発達段階を考えたアセスメントにもとづく小児看護過程．pp.41-46，医歯薬出版，2012．
・笹木 忍：子どもの身体的痛みの評価と対応．小児看護，34（8）：949-957，2011．
・平 幸輝，井上荘一郎，竹内 護：子どもの痛みと鎮痛・PONV．小児看護，37（11）：1378-1385，2014．
・高橋美賀子，梅田 恵，熊谷靖代（編著）：ナースによるナースのためのがん患者のペインマネジメント．日本看護協会出版会，2014．
・筒井真優美（監修）：小児看護学 第 7 版．pp.308-312，日総研出版，2014．
・本多有利子：子どもの術後ケアの概要．小児看護，36（11）：1436-1441，2013．

Case 16

よく眠っていたんです
──周術期の低血糖

Case

在胎週数 24 週，体重 550 g で出生した M くん。生後 3 か月（修正予定日頃），体重 2,000 g で未熟児網膜症（ROP）に対してレーザー治療を行った。術後 6 時間経過し，経口哺乳が開始となった。1回量 35 mL をむせ込みや嘔吐なく摂取できたため，夕方より維持輸液は中止し，自律哺乳可能となった。

翌朝，先輩の B 看護師が M くんの様子を見に訪室したところ，M くんが入眠中にもかかわらず HR 160 回/分であることが気になり，受け持ちである後輩の A 看護師に状況を尋ねた。

Scene

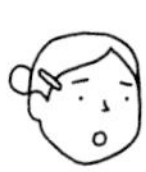
B 看護師

M くんは ROP 治療後だね。点滴もなしか。もうミルクだけなんだね。それにしてもずいぶん頻脈だけど…。

そうなんです。明け方からだんだん上がってきて…血圧とかは大丈夫だし，熱もないんですけど…。

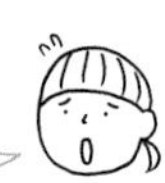
A 看護師

B：そうなんだ…。なんかしっとりしているね。呼吸も少し速そうだし…ちょっと刺激してもいい?

A：あ，はい。

B：おーい（足底刺激を加える）。ん? 意識レベル悪くない?

A：…

B：（GCS）E2V2M4…。最後のミルクって何時だった?

A：えーと，1 時過ぎに飲んだのが最後です。

B：え? もう 7 時間以上経っているよ…欲しがらなかったの?

A：はい。おむつ換えても起きないで，**よく眠っていたんです**…。

B：血糖大丈夫かな…。朝採血している?

A：Mくんはしてなかったです。

B：じゃ，先生に報告して血糖測定器持ってくるから，血圧確認しておいて。

A：は，はい。

（Bは医師とともに血糖測定器を持って戻ってくる）

B：血圧はいくつだった？

A：62/38（mmHg）です。

B：血圧は低くはないね…血糖は30（mg/dL）だ。

医師：じゃ，20%ブドウ糖IVしますね。ショットラインは大丈夫ですか？

A：あ，いいです。20%ブドウ糖持ってきます！

医師の指示により，Aは20%ブドウ糖5 mL（0.5 g/kg）を静注した。診察などの刺激により反応性も改善してきたため，哺乳を行い1時間後に血糖値を再測定するように指示を受けた。

Point 1
低血糖症状はちょっとわかりにくい！

小児，特に乳幼児は肝臓でのグリコーゲンの貯蔵量が少なく，体重あたりの基礎代謝量は多いため，成人に比べて低血糖に陥りやすいといえます。

低血糖症状（表1）は，低血糖時に分泌されるアドレナリンなどに起因する交感神経症状と，グルコース欠乏による中枢神経機能低下に起因する中枢神経症状があります。成人では，血糖値が60～70 mg/dL未満となると，動悸，冷汗，振戦などの交感神経症状を自覚し，50 mg/dL未満となると，集中力低下，脱力感，眠気などの中枢神経

表1 乳幼児の低血糖症状

交感神経症状	中枢神経症状
頻脈，頻呼吸，発汗，振戦，顔面蒼白，瞳孔散大	嗜眠傾向，不穏，易刺激性，筋緊張低下，哺乳力低下，嘔気，痙攣，意識障害

表2 小児の低血糖の診断基準値

	診断1[*1]	診断2[*2]
乳児期以降小児	≦40 mg/dL	≦45 mg/dL
新生児	≦30 mg/dL	
	＋臨床症状	＋臨床症状 ＋グルコース投与による臨床症状改善

〔文献1）を参考に作成〕

＊1：慣習的に用いられている低血糖確実例の診断基準値
＊2：慣習的に用いられている低血糖疑い例の診断基準値

症状が現れます。この段階では，空腹を感じ自ら対処したり訴えたりすることができます。

一方で，乳幼児の血糖値は成人よりも低く（表2）[1]，また低血糖に陥っても自ら訴えることが難しく，他覚症状から判断する必要があります。ただし，新生児の低血糖症状は非特異的であり，低体温，チアノーゼ，無呼吸など様々です。

ドクターからのひとこと

早産で小さく生まれた新生児は，体内の糖新生に働く脂質や蛋白質も少なく，その能力も低いため，血糖維持のためには糖分を補給するしかありません。通常は，3～4時間ごとに哺乳をしていれば大きな問題はありませんが，何らかの原因で哺乳間隔が長くなると血糖の維持ができなくなることが予想されます。

Point 2
寝た子を起こすことも時には必要！

脳血管障害や代謝異常などの既往もなく，中枢神経障害を積極的に疑う理由もなければ，眠っている患児をわざわざ起こしてみようとはなかなか思わないものです。しかし，「おむつ交換や体位調整などの刺激に対する反応が乏しい」「寝ているようにみえるが頻脈が続いている」「ミルクの間隔が空いている」「なんとなくおかしい」ということがあれば，意識障害がないか確認する必要があります。

ドクターからのひとこと

当院 NICU に，主訴として「なんとなく元気がない」だけで入院してきた児のうち，約 30%に循環不全がみられました。また低血糖や感染症も各 10%というデータが出ています。いつもと何となく違う時には，循環不全，血糖および感染のチェックなどのスクリーニングを行う必要があります。

意識障害を生じる原因は多岐にわたりますが，既知の先天性疾患や頭部外傷を除いて，入院中の小児に起こりうる注意すべき意識障害の原因の１例を 表3 に示します。意識障害を疑った場合は，意識レベルをスケールで評価します (→ p.195)。スケールはスタッフ間で共有することで，経時的変化の評価に有用です。

ドクターからのひとこと

新生児は肝臓での薬物代謝能力も低く，多くの薬物の血中消失半減期も乳児期などに比べて極めて長くなります。そのため鎮静薬や麻薬などの影響がなかなか消失しないことも多くあります。薬物中毒でなくても鎮静剤や麻薬などを使用した時には，特別な注意が必要です。乳児や幼児であればすでに薬理作用は消失していると思われる時期でも，新生児の場合はまだ薬が効いていることもあるため，たとえトリクロリール® シロップであっても 24 時間は注意深く観察する必要があります。

表3 意識障害の原因の例（先天性疾患，頭部外傷を除く）

呼吸	低酸素血症，過換気，CO_2 ナルコーシス，重症貧血
循環	不整脈，低血圧，高血圧
神経反射	迷走神経反射（疼痛や恐怖など），頸動脈洞反射（頸部のねじれや圧迫など）
感染	敗血症，髄膜炎，脳炎
その他	低血糖，高血糖，電解質異常，尿毒症，高アンモニア血症，薬物中毒

Point 3
ブドウ糖は要注意薬剤の１つ

小児の低血糖の治療閾値に定まったものはありませんが，PALS（小児二次救命処置）では新生児＜ 45 mg/dL，乳児以降＜ 60 mg/dL と示されています。この時，可能であれば哺乳したり食事を摂らせることが原則です。

ただし，症状の緊急度に応じて，ブドウ糖の静脈投与により血糖を回復させることがあります（表4）[2)]。一般的には，10%もしくは20%ブドウ糖注射液を投与しますが，末梢静脈からは12.5%ブドウ糖が上限域*とされているため，投与ルートは中心静脈ラインが第一選択となります。緊急的に末梢静脈ラインから投与する場合には，静脈炎や血管外漏出による皮膚壊死などの可能性があることを考慮する必要があります。

*ブドウ糖注射液の生理食塩水に対する浸透圧比は，10%：約 2，12.5%：約 3，20%：約 5 である[6)]。浸透圧比が 3 を超すと静脈炎を起こしやすい。

ドクターからのひとこと

新生児期には，様々な原因で低血糖を起こします。母乳の摂取量不足だけのこともありますが，感染や代謝異常の初期症状であったり，出血を示すものであったりします。治療の開始前に，血液ガス，電解質・インスリン・血算・CRP などの血液検査，超音波検査などを行い，鑑別診断をする必要があります。

表4 低血糖時の対応

0.5～1.0 g/kg を静注もしくは骨髄注	10%ブドウ糖注射液 5～10 mL/kg
	20%ブドウ糖注射液 2.5～5 mL/kg
	50%ブドウ糖注射液 1～2 mL/kg

〔文献 2）を参考に作成〕

Tips

新生児の哺乳活動は，空腹感によって哺乳し，疲労感によって哺乳を中止するといわれています。満期産で元気であれば，基本的には飲みたい時に飲みたいだけ飲ませることで，大きな問題はないことがほとんどです。しかし早産で生まれた赤ちゃんはおとなしい子が多いため，自律哺乳に任せていると十分量のカロリーが摂れず，問題が起こることもあります。

Mくんのケースでは，頻脈，冷汗，嗜眠傾向，反応性低下といった低血糖傾向を疑うサインが現れており，低血糖症に至る前に対処することができた可能性があります。特に，周術期にある乳児の末梢静脈栄養（PPN）から経口哺乳移行期や，中心静脈栄養（TPN）からの離脱期には，経口摂取の 1 回量，間隔，総摂取量を把握した上で，バイタルサインに異常がある時には，低血糖の可能性を考慮して観察していく必要があります。

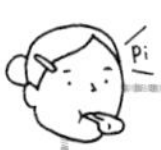

まとめ

新生児の低血糖症状を見逃していませんか？ よく眠っているようにみえても，哺乳量が少ない，頻脈がみられるなど「なんとなくおかしい」場合は，意識障害がないか起こして確認を！

引用文献

1）長谷川奉延，田中敏章，神崎 晋，ほか；日本小児内分泌学会薬事委員会：高インスリン血性低血糖症の診断と治療ガイドライン．日本小児科学会雑誌，110（10）：1472-1474, 2006.

2）American Heart Association（著），宮坂勝之（監修）：PALS プロバイダーマニュアル AHA ガイドライン 2015 準拠．p.214，シナジー，2018.

3）大塚製薬株式会社：日本薬局方 ブドウ糖注射液／大塚糖液 5%／大塚糖液 10%／大塚糖液 20%／大塚糖液 40%／大塚糖液 50%．医薬品インタビューフォーム 改定第 7 版，2014.

参考文献

・大園恵一：小児低血糖症における新知見．糖尿病，54（12）：883-885, 2011.

・Gandhi K: Approach to hypoglycemia in infants and children.Transl Pediatr, 6（4）: 408-420, 2017.

・内田祐司：失神・意識障害．小児科診療，76（5）：801-808, 2013.

Case
17

発熱しているのでクーリングしてたんですけど！
——クーリングの適応と留意点

Case

頭蓋骨早期癒合症のため頭蓋形成の手術目的で入院した 2 歳の女児，T ちゃん。既往歴に心房頻拍があり，抗不整脈薬内服中で気管切開をしている。人工呼吸管理されており，医師から体温を 36 ℃台にコントロールするよう指示があった。

T ちゃんは術後より 39 ℃台の高熱を伴い，モニター心電図上，心室性，上室性の期外収縮が散発していた。解熱目的でアセトアミノフェンの坐薬を投与し，腋窩，背部にクーリングを実施していた。先輩の B 看護師が状態を確認するため訪室したところ，受け持ちの A 看護師（2 年目）がアイスパックの交換をしているところだった。クーリングとして，抑制チョッキの内側の両脇と背部に 1 つずつ，さらに頭部，鼠径部分にアイスパックが当てられていた。

Scene

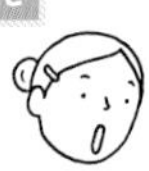

B 看護師

T ちゃんのお熱，どう?

さっき測ったら，37.6 ℃でした。もともと不整脈がある子だから熱を下げないとと思って，クーリングを強化してるところです。

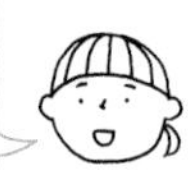

A 看護師

B：そう，なんか顔色悪くない?

A：そう言われてみれば，唇の色も悪いですね。

B：体温測ったのはいつ?

A：1 時間くらい前です。

B：T ちゃん，どうかな? 触るよ。

（抑制チョッキを外し，頭から足先までに触れる）

B：冷たいね。腕も指先も冷たいし，脇からおなかの部分も冷たくなってるね。

A：え？ ほんとですか？ 熱下がってるのかな。

（T ちゃんの身体に触れる）

A：あ，冷たいですね…

B：アイスパックの当て方，どうだったのかな？

A：え？ 不整脈が出ないように効果的にクーリングしないといけないと思って，頭と脇と鼠径部と背部に当てたんですが…。

B：確かに，高熱は不整脈の誘因になるからね。たぶん，体温が下がりすぎて顔色が悪いのかもね。クーリングを中止して，温めてあげましょう。

A：あ，はい。

B：血圧は大丈夫かな？ 急に温めると末梢が開いて血圧が下がるかもしれないので注意が必要だね。

その後，速やかにTちゃんのクーリングを中止して掛物を調整し，末梢には人肌程度のホットパックを当てた。体温をモニタリングしながら 36 ℃台前半を維持し，入院中不整脈を起こすことなく経過した。

Point 1

正確な体温測定のために測定部位の種類と特徴を把握しておこう

体温測定には，末梢温（外殻温）と中枢温（核心温）があります。一般的には末梢温として腋窩温を測定します。今回のケースは，高体温による不整脈の出現を懸念して 36 ℃台前半を維持するという体温コントロールが必要でした。このように確実な体温コントロールを必要とする場合は，信頼性の高い中枢温で連続的にモニタリングする必要があります。

体温測定部位と特徴を 表 1 [1] に示します。測定部位によってそれぞれの特徴がありますが，信頼性が高いといわれている膀胱温は，カテーテルのサイズの問題で小児では使用できないこともあります。患児の病態や状態に応じて適切な部位を選択する必要があります。

表1 体温測定部位と特徴

腋窩温 皮膚温	末梢温は，環境による影響を受けやすい。特に腋窩は発汗による影響を受けやすい。皮膚温は足底や下肢末端に近い位置にモニターを装着し，末梢循環不全の指標とする
直腸温	骨盤内臓器の温度を反映するが，腸内ガスや便の影響を受ける。小児では肛門から体温計をおおよそ 2 cm 程度挿入するが，不快感や羞恥心を伴う
食道温	食道内に専用プローブを留置し測定する。食道は左心房の裏側に位置し，大動脈の温度に近いと考えられている。意識がはっきりしている場合は，不快感を伴う
膀胱温	膀胱頸部にバルーンを固定して測定する。尿量が保たれていれば信頼性が高い
肺動脈温	肺動脈カテーテルを挿入し，右心室温を直接測定する

〔新井朋子：実践力が身につく・事例検討，小児患者の発熱，成人とは何が異なる? 道又元裕（監修），すごく役立つ周術期の全身管理．p.186, 学研メディカル秀潤社，2018 より一部改変〕

ドクターからのひとこと

正確な体温測定には中枢温の測定が必要ですが，通常，侵襲的であり，しばしば末梢温で代用されます。しかし，末梢温は環境温の影響を受けやすく，体重に比べて体表面積が大きい小児では，成人に比べてさらに影響が大きくなります。頻用される腋窩温は末梢温ですが，腋窩に体温計をはさみ込み疑似閉鎖空間とすることで中枢温に近い体温を反映できるとされます。しかし，厳密な体温管理を要する重症患者や中枢温と末梢温の乖離が予想される状況では，腋窩温での体温測定は推奨されません。

Point 2 術後の発熱に対するケアには適切なアセスメントが必要！

侵襲の高い開頭術の場合，炎症性サイトカインが分泌されることや麻酔からの覚醒に伴う熱の産生による影響からセットポイント（体温調節中枢によって保たれる体温の基準値）が上昇し，高熱が出やすくなります。発熱のメカニズムを 図1 [2] に示します。T ちゃんの発熱は，手術操作により内因性の発熱物質が産生されたことによる非感染性の発熱と考えられます。発熱すると感染が原因と思いがちですが，術後の発熱の多くは手術侵襲によって起こる生体反応です。

しかし，患児の病態によっては発熱が与える悪影響を避けるため積極的な解熱をする必要があります。患児の発熱に対して適切なアセス

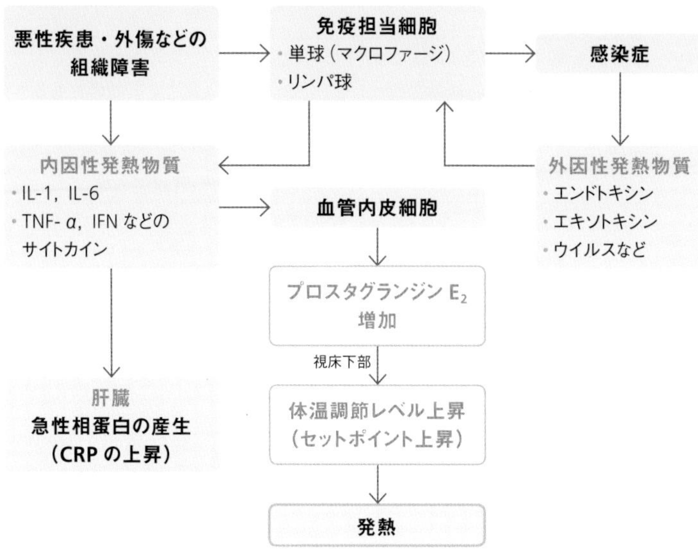

図1 発熱のメカニズム
〔勝 博史：体温のベストプラクティス―クーリングの是非．道又元裕（監修），すごく役立つ周術期の全身管理．p.168，学研メディカル秀潤社，2018 より一部改変〕

メントをしてケアを実践しましょう。

ドクターからのひとこと

術後発熱の頻度は報告により差がありますが，30～70%と比較的高率です。一般的に，手術侵襲が高いほど術後発熱の頻度も高くなります。48 時間以内を中心とする術後早期の発熱は非感染性の原因が多く，それ以降の術後後期では感染性の原因が増えてきます。体温そのものへの介入に終わらず原因検索が重要です。体温管理が望ましいとされるのは，病的な高体温，脳血管系の虚血，外傷性中枢神経損傷，体温上昇に伴う心肺機能への負荷が大きい患児などです。

Point 3
体格の小さい小児のクーリングは，時に逆効果になる

このケースでは，体温が上昇することによるデメリット（不整脈の出現）を懸念して，A 看護師は医師の指示通り体温を下げようとクー

表2 発熱のデメリット

代謝の亢進	体温が 1 ℃上昇することで 10〜13%代謝が亢進する
循環の変動	心拍数の増加により不整脈を引き起こす可能性がある
酸素消費量の増大	代謝の亢進に伴い酸素消費量が増大し，組織の酸素欠乏状態となる。生体では，組織への酸素需要を満たすために心拍数の増加や呼吸数の増加などの影響が現れる

※発熱時の脈拍数は 0.55 ℃上昇するごとに 10/分ずつ増える[3]。

リングを行っています。発熱によるデメリットを 表2 に示します。

小児は，体表面積が大きい上に体重も少ないのでクーリングの効果は大きく，成人よりも急速なスピードで体温が下がってしまいます。今回のケースでは，背部と抑制チョッキの内側に患児の体幹全体を覆ってしまうほどのアイスパックを当てた上，側胸部から側腹部にも当てられていました。さらに鼠径部も同様に体格に合わないクーリング方法で大腿部まで冷やされ，顔色や唇の色は不良で，患児は低体温になりかけていたと考えられます（ 図2 ）。

2歳で気管切開をしている児は苦痛・不快をうまく訴えることができないため，クーリングをする際は，体温を測定するとともに頭から足先まで頻繁に観察し，継続が必要か否かをアセスメントする必要があります。また，不適切なクーリングはシバリング（ふるえ）を引き起こし，解熱させるどころか逆に状態を悪化させてしまいます（ 表3 ）[2]。クーリングの適応と不適応を正しくアセスメントし，適切な方法で実施することが重要です。

ドクターからのひとこと

小児は体重に比べ体表面積が大きく，成人を1とすると，成熟新生児 2.7，幼児 2，小学生 1.5 ほどとされます。このため，小児では体温が環境温の影響を強く受けます。発熱時はセットポイントが上昇しているため，寒気，シバリング，末梢血管収縮など高体温を維持する体温調節機構が働いています。体表からのクーリングにより体温がセットポイントより低下するとこれらの反応はより増強され，時に有害となりえることを知らねばなりません。

表3 シバリングの弊害

酸素消費量増加	・酸素消費量が 2〜8 倍に増加 ・主要臓器への酸素供給不足 ・二酸化炭素の産生増加
シバリングによる緊張	・頭蓋内圧，眼圧，胸腔内圧，腹腔内圧の上昇 ・創痛の増強，不快感 ・末梢血流障害

〔勝 博史：体温のベストプラクティス―クーリングの是非．道又元裕（監修），すごく役立つ周術期の全身管理．p.168，学研メディカル秀潤社，2018 より一部改変〕

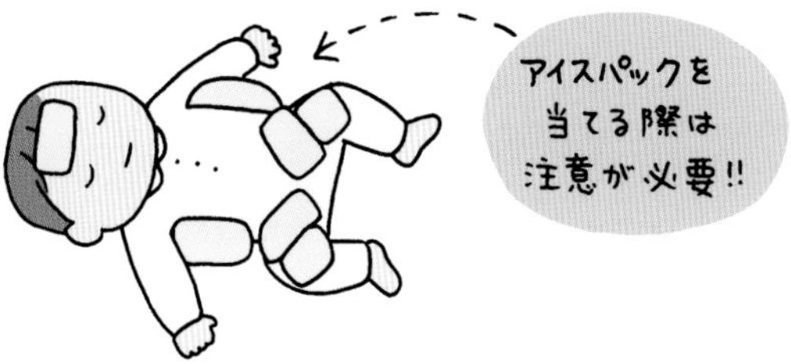

アイスパックを
当てる際は
注意が必要!!

図2 低体温をきたした症例の不適切なクーリング

ドクターからのひとこと

体表からのクーリング方法として，アイスパック，氷嚢，氷枕などが日本では頻用されてきましたが，氷温ほどの低い温度のものを長時間体表に当てることには，末梢循環障害や組織障害のリスクが存在します。稀ではありますが，皮膚壊死や末梢神経障害などの報告もあり，体表からの冷却の弊害についても知っておくことが重要です。

Tips

発熱を認めた場合，まず原因をアセスメントすることが重要です。発熱が原因で状態悪化が考えられる場合は解熱薬を投与し，必要な場合はクーリングを検討します。

ただし小児は予備力がなく，言葉によるコミュニケーションが難しいため，想定外のスピードで体温が低下する危険性があります。クーリングによる弊害も理解した上で，小児の体格や病状に適した方法で実施すること，クーリング後の頻繁な観察が重要です。

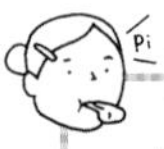

まとめ

「発熱したらクーリング」と安易に考えていませんか？ 発熱の原因や小児の特徴を考慮し，クーリングの必要性と方法を慎重に判断しましょう。

引用文献

1）新井朋子：実践力が身につく・事例検討，小児患者の発熱，成人とは何が異なる？ 道又元裕（監修），すごく役立つ周術期の全身管理．p.168，学研メディカル秀潤社，2018．

2）勝 博史：体温のベストプラクティス―クーリングの是非．道又元裕（監修），すごく役立つ周術期の全身管理．p.168，学研メディカル秀潤社，2018．

3）宮城征四郎：生命徴候の臨床的意義．呼吸，28（10）：1051-1053，2009．

参考文献

・並木昭義（監修）：事例で学ぶ周術期体温管理．真興交易医書出版部，2007．

・山蔭道明（編）：Ⅱ周術期の体温管理．周術期の体温管理．克誠堂出版，2011．

Column

あなたは多職種に言えますか？

患児や家族の話に耳を傾けていると，看護師だけでは解決できない問題が出てきます。検査や生活面などの不安，希望，不満など，抱える問題は様々です。検査や薬について不安がある，病院の食事を食べたがらない，友達の面会を嫌がる…。看護師同士での問題の共有も大切ですが，別の視点を入れることで解決の糸口が見つかることがあります。

看護だけでは解決できない時，何かを相談したい・伝えたい時に，多職種の方にすぐ連絡ができますか？ 検査技師，放射線技師，臨床工学技士，薬剤師，心理士，栄養士，保育士などなど，多職種から意見をしっかり聞いて，ほかの看護師や患児・家族に伝えましょう。逆に多職種から意見を求められたら，看護としてできることを伝えましょう。そのためにチーム医療があるのです。

（本田雅敬）

Case
18

またアラーム鳴ってる…きっといじってるんでしょ!

——小児のアラーム対応

Case

Cちゃんは胃瘻造設，噴門形成術後に一般病棟に入室した1歳0か月の女児。生後5か月時に単純気管切開術を受け，普段は気管カニューレに人工鼻を装着している。現在のモニタリングの指示は「終日，SpO_2 モニター装着」となっている。

A看護師はリーダー看護師のBとともに勤務中である。日勤の時間帯，ナースステーション内のセントラルモニターのアラームはひっきりなしに鳴っている。そのたびに看護師はCちゃんを訪室するが，アラームの原因は体動による SpO_2 モニターのエラーや心電図電極の脱落によるものが多く，看護師はその対応に追われていた。

Scene

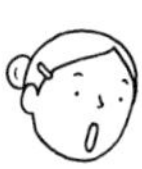
B看護師

Aさん，今別件で対応できないんだけど，Cちゃんのところで鳴っているアラーム，行ける?

はい，行きまーす。（きっとまたモニターいじってるんでしょ。Cちゃんは指で上手にモニター外すんだよな。毎日アラーム対応で，ほんとに忙しいな…）

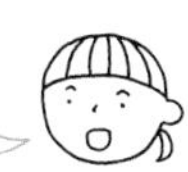
A看護師

（Aはいったんナースステーションに戻り，新しいモニタープローブと固定用のテープを持ち，Cちゃんのもとを訪室する）

A：Cちゃーん，どうしたの? **サチュレーション低いままだねー。外しちゃったのかな…?** （あれ，ちゃんと付いてる。新しいプローブ持ってきたし，一応貼り替えてみるか…）モニター壊れてるのかな?

（自分の用件を終えたBが訪室する）

B：Aさん，Cちゃんの対応してる? あれ? 顔色すごく悪い!! 呼吸がおかしいよ!! すぐにドクターコールして! 救急カート持ってきて!

その後，迅速な急変対応により，Cちゃんの容態は安定した。

後で確認したところ，何らかの原因で気管カニューレが抜けており，Cちゃんは窒息に至った可能性が考えられた。モニターに残されたデータからは，カニューレが抜けたと考えられる時間から急速に Spo_2 の低下と脈拍数の低下が始まり，およそ2分間，緊急アラームが鳴りっぱなしだったことがわかった。

Point 1
モニターアラームに慣れてしまうのは危険！

このケースでA看護師は，Cちゃんのところで鳴っているアラームがプローブの剝がれによるものと思い込んでしまっていたために，Cちゃんの異変に気がつきませんでした。アラームが常に鳴っている状況に慣れてしまうと，こういった見逃しは十分にありえます。

呼吸心拍モニターや Spo_2 モニターのアラームに気がつかなかったり，気づいてもすぐに対応せずに患者が死亡したり，深刻な後遺症を残したりする医療事故の報道をしばしば目にすることがあると思います。

一般的には病院全体で発生するアラームは，その80～99%が患者の状態変化に関係がなく，患者以外の要因から発生するアラームである

表1 「無駄鳴り」の例

アラームメッセージの例	アラームの原因
・機器脱落 ・心静止 ・プローブ確認 ・検出不良	・心電図電極や酸素飽和度プローブの外れや接触不良 ・モニターケーブル外れ
・外来光ノイズ ・ノイズ	・酸素飽和度プローブへの外来光によるノイズ ・強い電磁波を出す機器（DVDプレーヤーのスピーカーなど）への送信機の接触 ・体動
・電池確認 ・電池交換 ・電波切れ	・幼児や学童の電池の取り出し ・送信機電池切れ ・送信機が圏外*
・不整脈 ・頻脈	・体動や吃逆 ・乳幼児をなだめる際の刺激（いわゆるトントン，ゆらゆら）

*送信機が受信圏内にあっても，電波の反射や重なり具合により電波が届かないことがある（マルチパスフェージング）。

といわれています[1]。これらはすぐに患者に介入する必要がないことから「無駄鳴り」(表1)とも呼ばれています。この「無駄鳴り」は，モニターアラームへの対応のために業務を煩雑で多忙にするだけではありません。すぐに介入が必要のないアラームが常に鳴っていることで，医療スタッフにアラームへの慣れを引き起こし，患者の初期対応を遅らせてしまうなどの影響を引き起こします。アラームにはテクニカルアラーム*とバイタルアラームがあります。前者では電極やプローブ確認，電波切れが多く，後者では検知はしているが体動や啼泣などのためのものがあります。また設定が適していないこともあります。

*テクニカルアラーム：電極確認，電波切れ，プリンタの用紙切れなど，患者の異常ではなく機器など患者以外の異常を知らせるアラームのこと。

ドクターからのひとこと

「無駄鳴り」ありきで初動しない。すなわち「無駄鳴り」である可能性が高いと思っても，まずは患者本人を見に行くことが基本です。SpO_2 であれば顔色を見る，心拍数であれば脈を触知することで，簡単に再評価できます。とはいえ，当院のとある病棟では患者 1 人につき 1 日 300 回前後のアラームが鳴っている（患者 1 人につきおよそ 5 分に 1 回）のが現状で，「無駄鳴り」を減らすためには後述するような工夫が必要です。

Point 2

正しい装着状態を維持しよう！

小児はその発達段階により，モニターを装着する理由や注意点を理解できないことがほとんどです。正確なモニタリングを行い，かつ患児の状態変化を反映しない「無駄鳴り」を防ぐためには，患児の理解度や発達に合わせたモニター管理の工夫が必要になります(表2 ， 表3)。

また，普段から適切な管理を行うことで正しいモニターデータを得ることができるだけではなく，「無駄鳴り」への対応による業務負担を減らし，さらにアラームへの信頼性を高めることができます。

表2 小児への Spo_2 モニター装着のポイント

- プローブに直射日光や光線療法などの強い光が当たる場合は，色の濃い掛物をかけたり，遮光シートを用いてそれらの光が当たらないようにする。
- プローブの巻き直しは定期的に行い，適切な装着状態を維持する。
- プローブはセンサー部分だけではなく，コードも身体に沿わせて固定する。体動による脱落を防ぎ，体動時の測定値への影響を減らすことができる。

表3 小児への心電図電極装着のポイント

- モニター電極は院内で決められた間隔で貼り替えを行う。
- モニター装着前のアルコール綿での清拭は，乳幼児には刺激が強いため避ける。濡れたガーゼなどで装着部を拭い，乾いたあとに装着する。
- 界面活性剤や油脂が含まれた使い捨ておしぼり・おしり拭きは電極の粘着力を低下させるため，装着前の拭き取りには使用しない。
- 心電図電極リードは，ほかの医療機器の電源ケーブルやポータブル DVD プレーヤー，サーモスタットの付いている機器（電気毛布，電気あんか，ヒーターワイヤーの入っている呼吸器回路）などと交差しないような配置にする。
- 体動や呼吸による心電図波形の乱れや，心電図波形 1 拍分を心拍数として 2 度計測している状態（ダブルカウント）などによりモニタリングが困難な際は，誘導を変えてみることで，正確なモニタリングが可能になることがある（誘導を変更した時には，ほかのスタッフとの情報共有を忘れずに）。
- 乳幼児の体動への対応として，患児の胸腹部をよく観察し，電極を体動時に動きの少ない部分に貼付すると，モニタリングへの影響を避けられることがある。

ドクターからのひとこと

当院ではモニターワーキンググループの介入により，①心電図モニターの電極は毎日新しいものに貼り替える，②電池交換は週に 2 回行う，③充満マークが 1 つ減少したら充電済みの機器に交換する，④アラームの初期設定を心拍数：100～180/分（3 か月～1 歳の場合。月齢・年齢ごとに設定は異なる），Spo_2：92%以上とし，患者の状態により医師の指示のもと変更する，という 4 点を徹底したところ，テクニカルアラームが 60%減少したという経緯があります。

Point 3

モニターに「使われる」のではなく，正しく「使う」

近年の傾向として，臨床で用いられる医療機器全般はユーザーに

表4 モニター機器の誤った使用例

モニター患者取り違い	患者の状態が悪化したことにより，呼吸心拍モニターの装着が必要となったが，病棟内のモニターはすべて装着中であった。そのため，ほかの病棟からモニターを借りてきて装着した。しかし病棟内にはすでに同じ周波数の発信機を使用している患者がいた。モニター上には別の患者の心電図が表示されていたが気づかずにいた。当該患者が心肺停止状態になったが，モニター上に心拍が表示されていたため調べたところ，取り違いに気づいた。
セントラルモニター登録間違い	患者の急変対応後にセントラルモニターの当該患者の履歴を振り返ろうとしたところ，別の患者が登録されており，振り返ることができなかった。
不適切なアラーム設定	アラーム設定値は正しく設定されていたが，不整脈検知アラームがオフになっていたことに気がつかなかった。不整脈発生時にアラームが鳴らず，気づくことができなかった。
バッテリー切れ	SpO_2 モニターの本体と電源ケーブルの接続がゆるいことに気がつかず，本体の表示がバッテリー駆動であることも知らなかった。バッテリー切れにより電源が切れたが，看護師はモニタリングが終了になり誰かが電源を切ったと思い，そのままモニターを外してしまった。

※医療機器に関する注意喚起情報やアクシデントなどは，厚生労働省のホームページや，日本医療機能評価機構，医薬品医療機器総合機構，日本医療安全調査機構のホームページなどで確認できる。また，医療機器センターのホームページでは，各機関で出している安全情報などを一括して見ることができる。

とって，より直感的で使いやすく，操作性がよく，見やすく，かつ安全に配慮されたものに変わってきています。その反面，ユーザーが原理を理解していなくても，“なんとなく”使い始めることができるため，モニター機器を正しく使用していなかったことに気がつかず，患者に影響を与えた例が報告されています（表4）。

安全にモニター機器を使用するには，機器の操作方法だけではなく，管理方法も含めた正しい使用方法や注意点を理解することが重要です。各施設でのモニター管理のポリシーやガイドライン，日本看護協会から発行されているガイドラインなどを確認し，日々の業務にあたる必要があります。

ドクターからのひとこと

「機械ではなく患者をみる」という基本に立ち返ることが大切です。モニターに表示されている数値は，あくまで患者を直接観察して得た情報を再確認する手段と認識し，こまめな観察とモニターチェックの両方を繰り返すことで，患者の変化に敏感に反応できるようになるのではないでしょうか。

Tips

「モニターアラームが鳴ったらすぐに訪室して患児の状態を確認しなければいけない」とわかっていても，常にどこかで交互になり続けるモニターアラームに対応するのは困難です。

正しくモニター機器を使用することは「無駄鳴り」を減らし，モニターアラームへの信頼度を高め，看護師のアラームへの“慣れ”も防ぎます。

モニターアラームへの感度を常に敏感に保ち続けられるようにするためには，意識を高めるだけでは困難であり，チームとしての取り組みを行うとともに，各々が正しい使用方法を理解する必要があります。

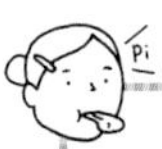

まとめ

アラームの「無駄鳴り」に慣れてしまっていませんか？ こまめに患児の状態を確認する，機器は正しく使用するなどの見直しが必要です。

引用文献

1) Cvach M:Monitor alarm fatigue: an integrative review. Biomed Instrum Technol,46(4): 268-277,2012.

参考文献

・公益財団法人医療機器センターJAAME：www.jaame.or.jp（2019 年 11 月最終アクセス）
・日本看護協会事業開発部医療安全担当：一般病棟における心電図モニタの安全使用確認ガイド 2012 年 3 月版．https://www.nurse.or.jp/home/publication/pdf/fukyukeihatsu/shindenzu_guide.pdf
・メディカルオンライン医療裁判研究会：心拍数モニターのアラームに気がつかなかった看護師の過失．2007．http://www.medicalonline.jp/pdf?file=hanrei_201401_02.pdf
・横浜市立脳血管医療センター事故調査委員会：横浜市立脳血管医療センターで発生した心肺停止事故に関する調査報告．2007．http://archive.city.yokohama.lg.jp/byoin/kisya/h19/h19-pdf-kisya/070925-2.pdf（2019 年 11 月最終アクセス）

Column

アラームの「無駄鳴り」対策には組織的な取り組みを！

いわゆるアラームの「無駄鳴り」は，多くの病院で問題になっています。しかしモニター機器を装着する患者を減らすことで生じるリスクを考えると，単に数を減らせばよいわけではなく，非常に難しい問題です。

モニター機器は緊急に患者対応をするために装着するもので，ただ漫然と着けるものではありません。しかし乳幼児の場合，啼泣や体動でモニターの端末が外れたり，誤作動，モニター側の誤認識でアラームは容易に鳴ります。乳幼児では成人と基準値が異なるため，成人の基準値では危険ではない（アラームを鳴らす必要はない）こともあります。繰り返す同じアラームで，すでに一度訪室している時や家族が来て抱っこをしている時などは，アラームが鳴っても訪室しないことが多いのではないでしょうか。

アラームに慣れてしまい，本当の緊急事態を見逃してしまうことがないように，基本的に元気な乳幼児には装着しないなど病院としての医療安全上の対応が必要です。当院ではワーキンググループを作り，モニター設置基準の見直し（モニターを装着する患者を減らす），アラームの閾値の変更（モニターを装着しても，アラームは急変対応にのみ対応できるようにする），体動や啼泣への対策などについて常に話し合っています。アラームの無駄鳴り対策は病院として決定することが極めて重要です。

（本田雅敬）

Case 19

少し腫れているけど，滴下があるから大丈夫！

——輸液の血管外漏出

Case

鎖肛のためストーマ管理中のEくん，6か月の男児。仙骨会陰式肛門形成目的で入院した。夜間も家族が付き添っている。入院2日目に手術が行われ，左手背に末梢静脈留置カテーテルが挿入された状態で夜勤帯に帰室した。

2年目のA看護師が夜勤帯の受け持ちとなり，輸液ポンプにて維持輸液を30 mL/時で管理することになった。明朝6時，A看護師が定期の点滴確認をしているところ，先輩のB看護師に声を掛けられた。

Scene

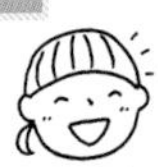
A看護師

Eくん，おはよう。点滴を確認するね。

Eくん，泣いているの？ お腹が空いているのかな？
点滴は問題なく滴下している？

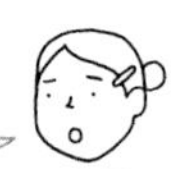
B看護師

A：はい。問題ないです。

B：一緒に確認しましょう。あれ？ 少し，手背がぽってりしていない？

A：そうですか？ **滴下しているので大丈夫だと思います。輸液ポンプのアラームも鳴っていないですし。**

B：輸液ポンプでは滴下しているけど，自然滴下はあるの？ 輸液ポンプを外してみて。

A：自然滴下は…ないみたいです。

B：自然滴下がないの？ 左右差は？

A：右手背もぷっくりしているので，差がよくわかりません。

B：血液の逆流はある？

A：はっきりはわからないです。

B：5時の時はどうだった？

A：輸液ポンプの滴下はありました。手背をみましたが，腫れていないように感じました。ご家族が休まれていたので，滴下だけ確認しました。

B：5時の時は実際に手に触れて確認していないのね。いつから泣いているの？

A：時々泣いていましたが，眠いのかなと思って。

B：右手背より左手背のほうが腫れているかな，発赤がある感じがするね。輸液ポンプの滴下はあっても自然滴下がないし，血液の逆流もないね。泣いているのは痛いからかもしれない。点滴が漏れているかもね。点滴を中止して，針は抜かないで，先生に報告しましょう。

当直医が診察し，薬液が血管外に漏出していると診断された。付き添っていた母親に状況を説明し，漏出時の対応をとることになった。

Point 1

乳幼児は血管外漏出を起こしやすい

小児領域において点滴治療は日常的に行われる医療処置であり，特に周術期は，輸液による体液管理が必要です。しかし小児（特に乳幼児）は発達途中であり，点滴治療に注意を払うことができません。啼泣しながら四肢を激しく動かしたり，新陳代謝が活発なため発汗が多くテープ固定がゆるむことにより，血管内で針先が動き，血管外漏出が起こりやすくなります。

血管内で針先が動かないようにするために，点滴時は関節をはさんだ3点を太めのテープで固定します（図1）。逆にテープ固定がきつすぎると血液がうっ滞し血管外漏出の原因になるため，きつすぎないよう注意する必要があります。

さらに，体内水分量は，成人が体重の60％であるのに対し，乳児では70％，新生児では80％と多く，皮下脂肪も多いため，小児の四肢はぷっくりとしています（図2）。そのため，血管外漏出による腫脹と皮下脂肪の区別が難しいことがあります。腫脹がテープ固定によ

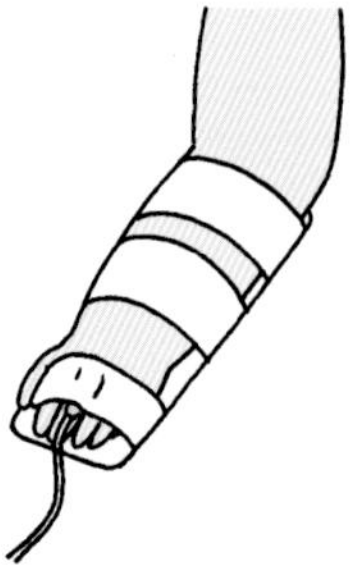

図1 テープ固定（3 点）

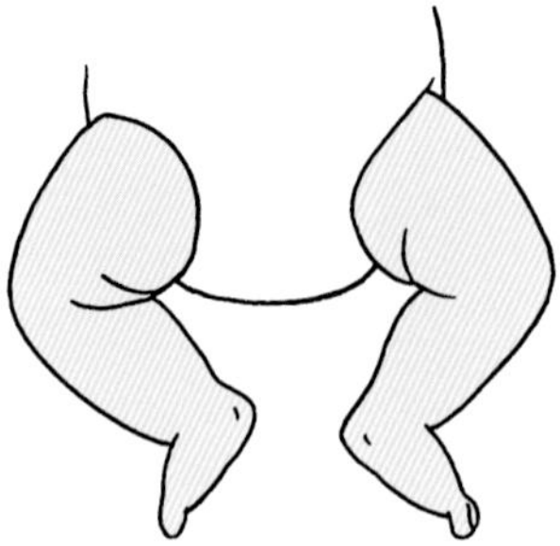

図2 小児の下肢

るものか血管外漏出によるものか判断に迷う場合には，テープを外し，実際に両肢に触れて，左右差の有無を確認することが重要です。

ドクターからのひとこと

組織障害性（壊死性，炎症性）抗がん薬以外にも，高浸透圧，血管収縮作用，強アルカリ性などの特徴を有する薬剤が血管外漏出を起こすハイリスク薬剤となります。小児に使用頻度の高い薬剤は漏出のリスクを確認しましょう。

低張性電解質液に分類される輸液製剤でも，7.5% 糖濃度（ソリタT3G®，ソルデム 3AG®）の浸透圧は 2（生食の 2 倍）であり，漏出で皮膚障害を生じやすいので注意を要します。生理食塩水でも大量に漏れることにより血管を圧迫し，血流障害を起こして組織の壊死を生じます。

Point 2

乳幼児の血管外漏出はわかりにくい

周術期は水分出納量の変動が大きく，体液バランスが崩れやすいため，輸液ポンプやシリンジポンプによる厳密な輸液管理が行われます。しかし，輸液ポンプやシリンジポンプは，血管外漏出を起こしている場合でもアラームは鳴らず，自動的に薬液の注入を続けます。アラームが鳴らないからといって観察を怠ると，気づいた時には重大なアクシデントになります。医療機器の原理を理解し，点滴実施中の観察・管理（表1）を確実に実施することが大切です。

また，乳幼児は血管外漏出の違和感や痛みなどの異常が生じた時

表1 点滴実施中の観察・管理

観察のタイミング
・勤務開始時・1時間ごと・指示変更時
観察項目
❶ 注入速度・注入量・残量
❷ 刺入部の観察：発赤・腫脹・疼痛・出血などの有無

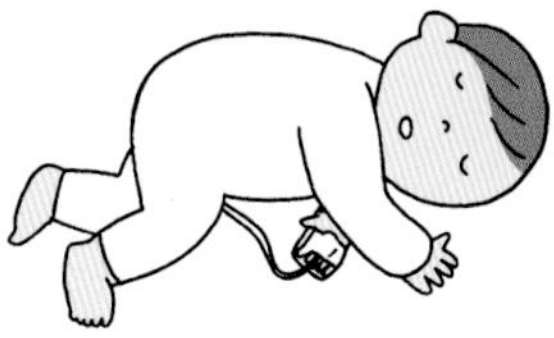

図3 点滴ルートを身体の下に巻き込んだ状態

に，自らの言葉で表現し看護師に伝えることができません。看護師は，泣き方や程度，表情や動き，機嫌など患児に起こっている事象を「何か変？」と気づくことができる観察能力とアセスメント能力を日頃より養うことが必要です。

これらの理由に加え，血管外漏出を見落としやすい背景もあります。小児が入院する場合，母子分離不安を防ぐために，家族が夜間に付き添うことがあります。看護師は，手術の侵襲を受けた患児やベッドサイドで休んでいる家族を起こさないよう気を遣います。そのために，入眠中に寝返りを打ち，点滴ルートを身体の下に巻き込む（図3）など観察しにくい状況があり，血管外漏出の発見が遅れる危険があります。

血管外漏出による皮下硬結や難治性の皮膚潰瘍など重大な後遺症を残さないために，入院時は夜間も定期的に観察をすること，必要時には室内灯をつけ，しっかり観察を行うことを家族に説明し，理解を得ておくことが必要です。ただし，可能な限り静かに観察するなどの配慮も大切です。

Point 3
血管外漏出が発生してしまったら，早期対応が重要

薬液が血管外に漏出すると，腫脹や発赤，びらんが発生します。そして，痛みを伴う皮下硬結，難治性の皮膚潰瘍の原因になり，皮下組織の壊死を起こして不可逆性の後遺症を残すこともあります。後遺症を残すと患児や家族の心痛は大きく，治療や医療に対する恐怖や不信

感につながる場合もあります。血管外漏出が発生してしまった場合には，早期に適切な対応をとることが必要不可欠です。

以下に，当院の血管外漏出時の対応を示します。

❶ 血管外漏出の徴候がみられたら，直ちに輸液を中止する。

❷ 抜針する前に，残存薬液を排除する目的で薬剤を吸引する：看護師実施→静脈留置針を残しシリンジを接続し吸引する（引けない場合もあるが実施する）。

❸ 組織内に浸潤している薬剤をできる限り回収し，抜針する。

❹ 主治医または当直医に報告する。

❺ 止血後刺入部の観察を行う。

❻ 点滴刺入部または点滴挿入肢が腫脹している場合や炎症所見（発赤・熱感）がない場合は，患肢を挙上し，経過を観察する。

❼ 炎症所見（発赤・熱感）がある場合には，冷罨法を施行する。ただし，チオペンタール（ラボナール®）や血管収縮薬使用時は温罨法を施行する。

❽ 使用薬剤を確認し，組織障害を起こしやすい薬剤の場合，約24時間経過し皮膚症状が不変または悪化していたら，主治医より形成外科・皮膚科，皮膚・排泄ケア認定看護師など創傷治癒に関わる科の医師・看護師にコンサルトを行い，治療内容の情報共有を行う。

❾ 医師および看護師と協働しケアを実施する。

ドクターからのひとこと

血管収縮薬やチオペンタール（ラボナール®）以外では，冷罨法が用いられます。水に湿らしたタオルやアイスパックなどをビニール袋に入れ，心地よいと感じる20 ℃前後で漏出直後から冷やすことで，炎症反応を軽減させることができます。より早く・適切な対応が症状・後遺症の軽減につながるため，輸液療法中の定期的な観察とともに，漏出時には薬液ごとの対応法を確認することが大切です。

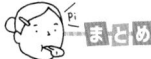

Tips

小児，特に乳幼児は，点滴が血管外漏出しやすいこと，血管外漏出がわかりにくいこと，自らの言葉で違和感や痛みなどを表現できないことを理解し，看護師が観察能力とアセスメント能力を日頃より養い，患児の異変に早期に気づき対応することが大切です。

また，1 つの観察項目が大丈夫だからといって，すべて問題ないと判断することは危険です。観察項目すべてを観察し，総合的に判断することが大事です。それでも判断に困った際には，複数の看護師の目で観察し，判断することが非常に重要です。万が一，血管外漏出が発生してしまった場合は，患児や家族に十分説明し，形成外科医師，皮膚科医師，褥瘡対策チームなど組織的に早期に対応することが不可欠です。

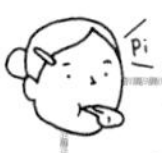

まとめ

輸液ポンプの滴下があるからといって安心するのは禁物！
手背の腫脹など，血管外漏出のサインを見逃さないで！

参考文献

1）龜山千里，吉田まち子：NICU 子どもの安全，不利益の回避，代弁者としての役割，血管外漏出．小児看護，41（3）：295-300，2018.
2）草柳浩子，岩瀬貴美子（編・著）：やさしくわかる小児看護技術．ナツメ社，2014.
3）幸田由香，森谷忠生：輸液ポンプ．小児看護，32（3）：285-289，2009.
4）日本医療機能評価機構医療事故防止事業部：医療事故情報収集等事業 第 37 回報告書（平成 26 年 1 月〜3 月）．2014.
5）間所利恵，長内佐斗子：小児における血管外漏出を予防しよう! 小児看護，41（3）：277-283，2018.
6）森貞敦子：小児における末梢静脈血管確保から留置カテーテル管理．小児看護，41（3）：266-271，2018.
7）山高篤行，下高原昭廣（編）：小児外科看護の知識と実際．メディカ出版，2010.

Column

全身麻酔後の覚醒時興奮に注意

全身麻酔後の覚醒時興奮は，手術後，ICUなどではよくみられる症状です。麻酔薬の影響のほかに術前の不安感や我慢している状況が関係している可能性がある，との報告があります。症状は泣き叫ぶ，意味不明に暴れるなどがあり，興奮状態が一定時間続きますが，吸入麻酔薬の影響がなくなれば消失します。興奮状態でも，親がわかる，視線が合うなどの状態は保たれます。

覚醒時興奮は，不穏状態ののち入眠し，次に目覚めた時にはすっきりしているケースが多くみられます。小児は自らの気持ちや状態を発信することが難しく，見過ごされてしまうリスクが高いため，医療者は子どもの言動や表情，様子などを見逃さずに観察する必要があります。

全身麻酔後に起こる興奮期は，事故なく安全に乗り切る必要があります。まずは点滴ルートの自己抜去予防や，創部の安静を保つ必要があります。必要時は拘束も考えなければなりませんが，拘束することで不安になり，かえって暴れることもあります。持続注入が必要な薬剤投与がない場合，点滴ルートをロックして自由に動けるようにすることも１つの方法です。保護者に抱っこしてもらう，穏やかに話しかけてもらうほか，日常使用している玩具などで患児が落ち着ける環境を整えましょう。術後の痛みが興奮状態を起こすこともあるため，痛みについての観察も必要です。

なお，覚醒時興奮は術後「せん妄」という脳の一過性の意識・記憶障害とは異なります。小児におけるせん妄について，正確な判定は困難です。

（米谷恭子，小泉美紀）

Chapter 5

皮膚・排泄ケアの落とし穴

Case
20 排便のたびにちゃんと洗っているんです!

――頻繁な排便への対応

Case

在胎 23 週 6 日，588 g にて出生した F ちゃん。現在，4 か月(修正 42 週 6 日)で体重は 2,905 g である。排便回数が多く，肛門周囲にびらんが生じていたため，サトウザルベ® 軟膏を塗布していた。B 看護師が F ちゃんのおむつ交換をしたところ，びらんが改善していないため後輩の A 看護師に排便の状況やケアの方法について尋ねた。

Scene

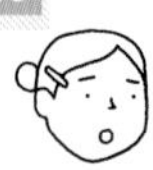

B 看護師

F ちゃんの肛門周囲のびらん，全然改善しないね。

そうなんです，ちゃんと軟膏も塗っているのに!

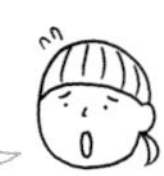

A 看護師

B：まだ排便の回数は多いの?

A：おむつ交換のたびに排便があります。

B：そうなんだ…でも軟膏も塗っているんだよね?

A：はい，塗っています。

B：実際にどのようにケアしているの?　教えて。

A：はい，排便ごとにきれいにしたほうがよいと思って，**排便のたびにちゃんと洗って，軟膏もすべて洗い流して，それから軟膏を塗っているんです!**

B：その方法ではおむつかぶれはよくならないわよ。

A：そうなんですか? きれいにしたほうがいいんじゃないですか?

B：きれいにしたほうがよくなると思っている人が多いけど，清潔にしすぎるのもあまりよくないの。

その後，F ちゃんの排便後のケアを見直し，排便後の洗浄は 1 日 1～2 回にとどめることとした。日常のケア方法について家族にも伝え，統一したケアを継続したところ，F ちゃんのおむつ皮膚炎は徐々に軽快した。

Point 1

頻繁な洗浄は皮膚のバリア機能を低下させる！

「臀部が赤い時は清潔にすればよくなる」と思って，患児の臀部を毎回きれいにしていませんか。「なぜ赤くなっているのか」「どうしてびらんがよくならないのか」，ケアをする前に考える必要があります。

皮膚の表面は汗や皮脂を成分とする皮脂膜で覆われています。皮脂膜は弱酸性（pH4～5）で，微生物や化学物質などから皮膚を保護し，角質層内の水分の蒸散を防ぎます。また，最外層の角質層ではセラミドなどの細胞間脂質と天然保湿因子（NMF）が作られ，水分をコントロールして，皮膚を保湿しています（図1）。

ところが新生児の場合，皮膚は乾燥しやすく，外界からの刺激にも弱く，健康な状態でも皮膚トラブルを起こしやすい状態です。また，新陳代謝が活発なため発汗量が多く，おむつをしている臀部などは高温多湿となります。さらに尿や便に含まれる成分により，皮膚はアルカリ性に傾きやすい状態にあります。

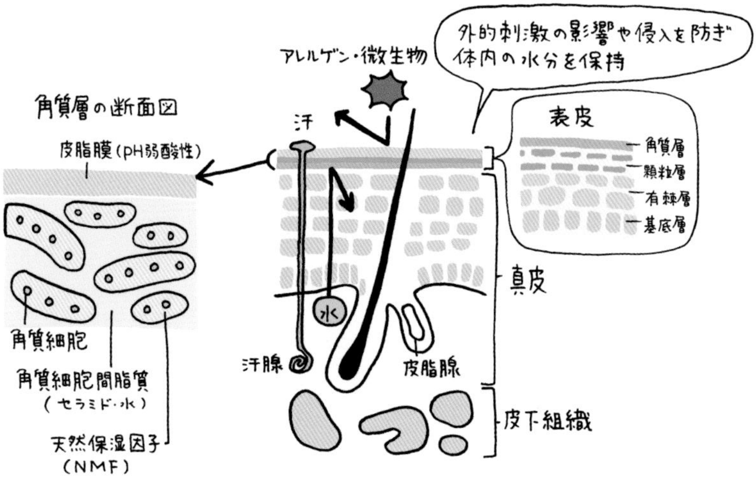

図1 皮膚の構造と機能

ケースで取り上げたＦちゃんはすでに生後４か月ですが，23週で生まれた超早産児でした。皮膚の状態を，栄養状態，各器官の発達状態からもアセスメントする必要があります。

頻繁な洗浄によって清潔にしすぎることは，かえって患児に苦痛を与えることになりかねないのです。

Point 2

おむつ皮膚炎の原因（機序）を把握して，根拠を持ってケアに臨もう！

おむつ皮膚炎は，排泄物による皮膚の浸軟化，アンモニアによる皮膚のアルカリ化，便中の消化酵素などによって，皮膚のバリア機能が低下して起こります（図２）。

薄い角質層と未熟なバリア機能の新生児や乳児では，排泄時に行う通常の洗浄や拭き取りでも，皮脂膜やNMF，細胞間脂質が減少し，バリア機能は低下しやすくなっています。Ｆちゃんはもともと排便回数が多かったことから，角質層はすでに浸軟化し剝離しやすい状態で，皮膚表面がアルカリ化していたと思われます（尿中の尿素は酸素に触れてアンモニアになり，これが皮膚に付着してアルカリ化を起こ

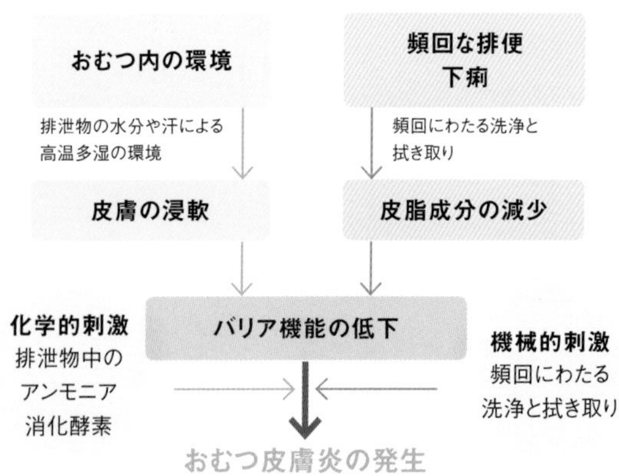

図２ おむつ皮膚炎の発生機序

します。アルカリ化は保湿機能に関わるセラミドの生成を妨げます)。

このような状況下にもかかわらず,「おむつかぶれだからきれいにしなければ」と思い込んでいるA看護師は,Fちゃんの排便のたびに臀部を洗い,きれいになるまで便を拭き取っていました。さらに毎回,軟膏まできれいに洗い流すという過剰な洗い方でした。このような誤った方法により,皮膚の保湿に欠かせない脂質成分が奪われ,機械的刺激が繰り返し加えられ,びらんが改善されなかったと考えられます。

ドクターからのひとこと

腸管が短くなった状態の児やヒルシュスプルング病の術後患児など,慢性的な下痢や便失禁によっても同様の所見をきたします。あまりにひどい状態になると,穿孔性の潰瘍やびらんが臀部に多発することがあります(Jacquet erosive diaper dermatitisと呼ばれるおむつ皮膚炎の1型)。

Point 3
おむつ皮膚炎は,予防とケアの継続が大切

おむつ皮膚炎は,患児に身体的・精神的苦痛を与えるだけでなく,看護師のケアに要する労力も増加させます。おむつ皮膚炎を発生させない予防的ケアが重要になります。

予防的ケアには,機械的刺激と化学的刺激の除去があります(表1)。患児に適したケア用品を選び,おむつ皮膚炎を予防しましょう(表2)。

また,予防的ケアは継続しなければ意味がありません。おむつ交換ごとに洗浄したり,臀部を何度も拭いたりすることがないように,看護師1人ひとりがケアの意味を理解し,適切な方法で実践していくことが必要です。

表1 おむつ皮膚炎の予防的ケア

▶ **機械的刺激の除去**

ケア	方法
洗浄	・回数は1日1～2回：頻繁に洗浄することにより皮脂成分が減少しバリア機能が低下するため，弱酸性の石けんを用いよく泡立てて皮膚を優しくなでるように洗う
拭き取り	・便はつまみ取る：便をすべて拭き取ろうとすると，皮膚に摩擦が加わり，表皮剝離（びらん）を招く ・取り残しの便は，オリーブ油など油性の液剤で汚れを浮き上がらせて取り除く：おしり拭きなどで何度も皮膚をこすらない

▶ **化学的刺激の除去**

ケア	方法
排泄物の皮膚への付着を防ぐ	・軟膏や皮膚皮膜剤，撥水性のスキンケア用品を用いる：皮膚に皮膜を作り，直接皮膚に排泄物が付くことを予防できる
pH緩衝作用のある皮膚保護剤で皮膚を弱酸性に戻す	・緩衝作用のあるストーマ用品の粉状皮膚保護剤を用いる（びらんのある場合に使用することが多い）：便のpHをアルカリ性から弱酸性に緩衝させることで，皮膚への化学的刺激を軽減する。さらにびらん部の滲出液を吸収してゼリー状となって皮膚を覆い，創傷治癒に必要な湿潤環境を保つ

表2 おむつ皮膚炎の予防ケア用品

	商品名（メーカー）	特徴
洗浄剤	ビオレU®（花王） 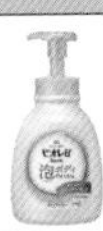	・弱酸性 ・保湿成分を保ち，余分な皮脂や汚れだけを落とす
軟膏	プロペト® 軟膏（丸石製薬） 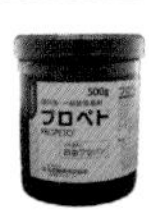	・白色ワセリンより精製され，柔らかく，伸びをよくしたもの ・皮膚からの水分蒸散を抑制するので，入浴や清拭後の角質が水分を含んでいる時に使用する ・べとつき感がある
	サトウザルベ®（佐藤製薬） 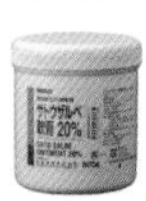	・亜鉛華単軟膏である ・局所収れん作用，保護作用，軽度の防腐作用により，皮膚面の炎症を抑え，組織修復を促進させる
撥水性保護クリーム	リモイス® バリア（アルケア） 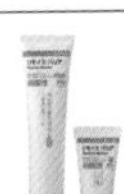	・撥水性クリーム ・pH緩衝作用がある ・保湿成分（ヒアルロン酸）が配合されている
	3M™ キャビロン™ ポリマーコーティング クリーム（スリーエム ジャパン） 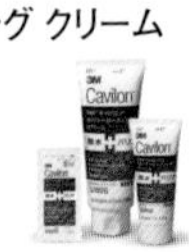	・耐久性のある皮膚保護クリーム ・撥水効果があり，排泄物中の消化酵素やアンモニアから皮膚を保護する ・保湿効果がある

	商品名（メーカー）	特徴
皮膚皮膜剤	3M™ キャビロン™ 非アルコール性皮膜（スリーエム ジャパン） 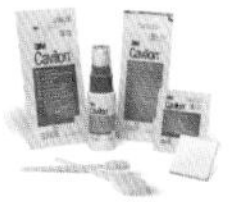	・非アルコール性の皮膜剤 ・皮膚に刺激がない ・撥水効果のある皮膜が長時間（72 時間）皮膚を保護する
	リモイス® コート（アルケア） 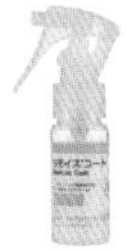	・非アルコール性保護膜形成剤 ・保護膜により直接刺激が皮膚に加わらず，皮膚を保護する ・微粒子状の保護膜を形成するため，つっぱり感が少ない
皮膚保護剤	バリケア® パウダー（コンバテック ジャパン） 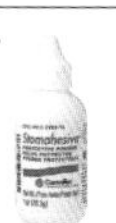	・粉状皮膚保護剤 ・pH 緩衝作用がある ・水分を吸収してゲル状になり，排泄物の刺激から皮膚を保護する

Point 4

おむつ皮膚炎が起きた時の正しいケアをマスターしよう

おむつ皮膚炎が起きてしまった時は，おむつ交換のたびに❶～❸のケアを繰り返します。

❶ 便は拭き取らず，つまみ取る（機械的刺激を避ける）。おしり拭きは使いすぎない。新生児：1～2 枚 / 回，幼児：2～3 枚 / 回が目安。

❷ 塗布してあるサトウザルベ®（亜鉛華単軟膏）は，便で汚れたところだけつまみとる（便が少し残っても大丈夫。化学的刺激よりも機械的刺激のほうが皮膚損傷を招く）。

❸ サトウザルベ® は毎回落とさず，重ね塗りする（図 3）。

❹ びらんがあり，滲出液によってサトウザルベ® がすべり落ちて塗布できない場合は，ストーマ用品の粉状皮膚保護剤を用いる。びらん部に粉状皮膚保護剤を散布し（図 4），その上からサトウザルベ® を塗布する。

❺ 陰部や臀部の洗浄は 1 日 1～2 回とする。洗浄前にはオリーブ油などでサトウザルベ® を溶かしてそっと拭き取る（油性軟膏は油で浮かす）。

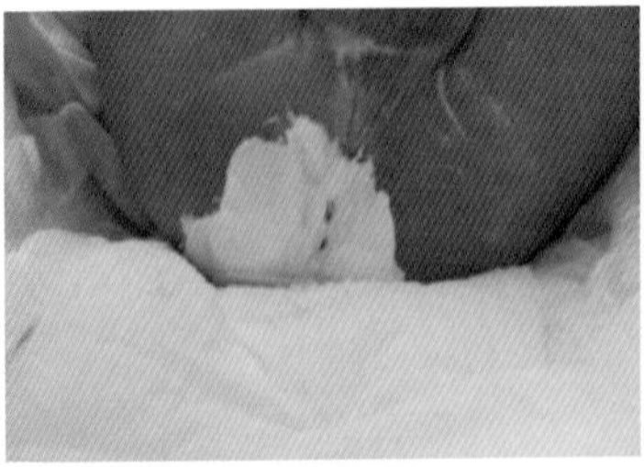

図3 サトウザルベ®を塗布する

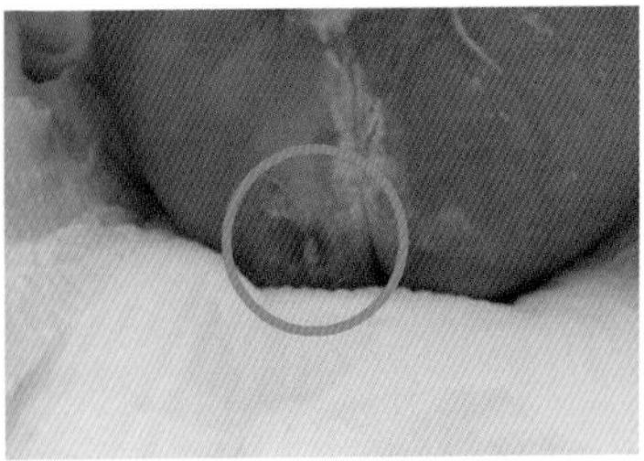

図4 びらん部（○）に粉状皮膚保護剤を散布する

ドクターからのひとこと

亜鉛華単軟膏は水では除去しにくいので，オリーブ油を使って拭き取ることをお勧めします。食用のオリーブ油で代用する方もいますが，精製されたオリーブ油として医療用医薬品「オリブ油®」があるので，薬局で購入できることを説明しています。

Tips

排便が頻繁でおむつ皮膚炎があると，臀部をきれいにすることで改善すると考える傾向があります。一部の育児雑誌やスキンケアの冊子などでも「毎回洗浄しましょう」と書かれていることがあります。

このケースでも，おむつ皮膚炎は清潔にすることが大切だと考え排便のたびに陰部，臀部洗浄を行っていました。しかし，過剰な洗浄や誤った拭き取り方は，皮膚のバリア機能をより低下させ，おむつ皮膚炎を悪化させる要因になります。おむつ皮膚炎には，皮膚の生理機能を保つケアが必要です。また，統一したケアが実施できるよう，看護師だけでなく育児を担う家族にも適切な方法を指導していきましょう。

まとめ

頻繁な洗浄によっておむつ皮膚炎やびらんを悪化させていませんか？
ケアの定期的な評価を忘れずに！

参考文献
・上條みどり：小児の皮膚ケア．小児看護，35（4）：398，2012.
・内藤亜由美，安部正敏（編）：病態・処置別スキントラブルケアガイド．pp.24-29，学研メディカル秀潤社，2008.
・溝上祐子：カラー写真とイラストで見てわかる！ 創傷管理―予防的スキンケア・褥瘡から創傷治療の実際．pp.60-67，メディカ出版，2006.
・溝上祐子，池田 均（編）：小児創傷・オストミー・失禁管理の実際．pp.80-85，100-106，照林社，2010.
・溝上祐子，河合修三（編）：知識とスキルが見てわかる専門的皮膚ケア―スキントラブルの理解と予防的・治療的スキンケア．pp. 1-16，メディカ出版，2008.
・宮地良樹，溝上祐子（編）：褥瘡治療・ケアトータルガイド．照林社，2009.

Column

話しかけるのをためらわせていませんか？

看護師は多忙です。忙しそうな人には誰でも話しかけにくいもの。でも面会に来た家族には，看護師に聞きたい，話したいことがたくさんあります。

小児の面会は，特に夕方から夜 9 時頃に集中します。この時間は，最も看護師が忙しい時間。食事，歯磨き，着替え，就寝の準備，内服など様々なオーダーがこの時間に集中します。医師からの急ぎのオーダーも次々に入ります。

忙しそうな看護師の様子を見て，面会に来た家族は「今日，この子はどんな様子だったんでしょうか？」「ちょっと気になることがあるんです…」という言葉を思わず飲み込んでしまっていないでしょうか。

危険な落とし穴を見逃さないためにも，家族の話を聴くことはきわめて重要です。たとえどんなに時間に追われていても，後回しにしてはいけません。

難しいかもしれませんが，どれほど忙しくても，それをそのまま表情や態度には出さないでほしいのです。

気になる面会者がいたら，「○○ちゃんのことで何か気になることはないですか？」と声をかける余裕を持ちたいですね。家族が一番話を聴いてほしいのは，患児をいつも看ている看護師なのだから。

（本田雅敬）

Case 21

おむつ皮膚炎がひどいんです
──臀部の真菌感染

Case

Kちゃんは生後7か月，気管支肺炎で入院中の女児。入院後，下痢症状を認めおむつ交換の頻度が増加した。その後，臀部に発赤が出現。Kちゃん所有のワセリンを塗布し，様子をみていた。

下痢は改善し，普段の排便回数に戻ってきたが，おむつ皮膚炎がよくならない。そこで，受け持ちのA看護師は先輩のB看護師に相談した。

Scene

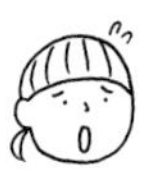

A看護師

下痢をしていて臀部のかぶれがひどいんです。下痢はよくなって，ワセリンを塗布してるんですけど一向によくならなくて。

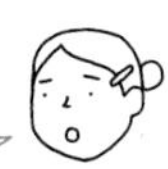

B看護師

お尻を拭く時にどうやっているの？ ゴシゴシ拭いてない？

A：そうですね。拭いているかもしれません。

B：ゴシゴシ拭くと，皮膚に機械的刺激を与えて臀部のかぶれを助長させることがあるの。ゴシゴシ拭かずに押さえるようにやさしく拭いて様子を見ましょう。

A：はい。そうします。

（数日後）

A：Bさん，Kちゃんのおしり，一緒に見てもらえませんか。やさしく拭いていて，ワセリンも塗っているんですけど，おむつかぶれがよくならないんです。赤くて見ていてかわいそうになってしまって。

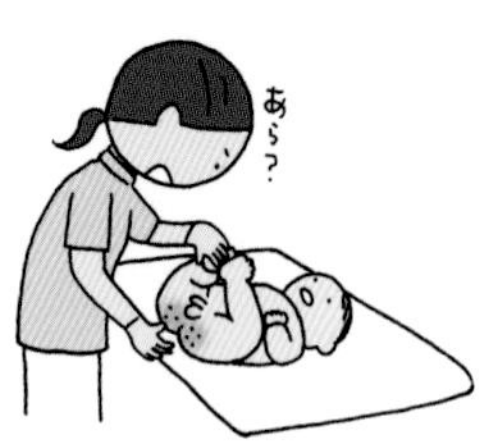

B：本当に赤いわね。亜鉛華軟膏をKちゃんは持っているけど，使ってみた？

A：いえ，まだです。使ってみます。

（さらに数日後）

B：Aさん，Kちゃんの臀部のかぶれよくなった？

A：それが，全然よくならないんです。あとで相談しようと思ってました。

B：よくならないのね。もしかしたら，ほかに原因があるのかもしれないわね。担当医に相談して皮膚科の受診を提案してみましょう。

その後，皮膚科受診の結果，皮膚カンジダ症と診断され，抗真菌薬の塗布で症状は改善した。

Point 1
皮膚炎か感染症か，原因に応じたケアが必要！

「おむつかぶれ」は医学的には「おむつ皮膚炎」といいます。おむつ皮膚炎は，おむつに触れる部分に起きる非アレルギー性の接触皮膚炎です。子どもは成人に比べて皮膚が薄いので，むれによる皮膚の浸軟，機械的な刺激などにより容易におむつ皮膚炎を生じます（→p. 133）。おむつ皮膚炎の発生機序を理解し，予防的スキンケアと皮膚炎発生後の適切なケアを行うことが重要です。

おむつ皮膚炎の原因として，以下の3点が挙げられます。これらの原因に応じたケアが必要です。

❶ 便・尿などの排泄物（消化酵素，アンモニア）による刺激
❷ 皮膚を強く拭くこと，同じ部位を何度も拭く，あるいは洗浄することによる機械的刺激
❸ 汗などによるむれ（皮膚の浸軟）

一方，Kちゃんのケースは，カンジダ菌が原因の皮膚感染症ですから，おむつ皮膚炎だと思い込んでケアをしていれば，当然，症状は改善しません。おむつ皮膚炎と皮膚カンジダ症では使用する薬（軟膏）も異なります。

ドクターからのひとこと

乳児寄生菌性紅斑とは，常在菌であるカンジダが局所で異常に増殖したために，肛門周囲や臀部，陰股部，大腿に境界明瞭な落屑性紅斑，あるいは小水疱や小膿疱を呈するもので，おむつ皮膚炎とは異なります。

Point 2

長引く臀部のかぶれは乳児寄生菌性紅斑を疑う

カンジダ菌による臀部の皮膚カンジダ症は乳児寄生菌性紅斑といわれ，腸内の常在菌であるカンジダ菌が皮膚に感染したものです。特徴として，凹んだ部位，しわの奥に強い紅斑が認められます。通常のおむつ皮膚炎のように皮膚の凸部には生じません。紅斑の辺縁部には粟粒大の紅色丘疹や小水疱，小膿疱が多発し，その周辺に粃糠疹(うすく皮が剥けかかっている状態)が見られます(図1)。カンジダ症を疑った場合は顕微鏡検査を行います。

ドクターからのひとこと

皮膚科医は，乳児寄生菌性紅斑を疑って検鏡する時，紅斑の辺縁にある小水疱や鱗屑のところに菌体が多く見られるため，そこをねらって検鏡しています。

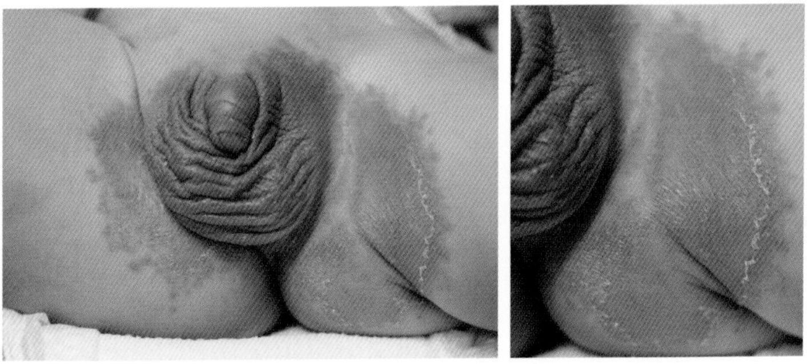

〔写真提供：東京都立小児総合医療センター皮膚科〕

図1 **乳児寄生菌性紅斑**
写真右側は紅斑部を拡大したもの。

Tips

真菌はどこにでもいる菌であり，予防対策としては皮膚の清潔を保つことが大切です。おむつ交換前後の手指衛生も感染予防には重要です。

また真菌に限らず，皮膚の状態を普段から観察し，発赤やびらんなどの異常を早期に発見することが大切です。

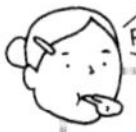

まとめ

ワセリンを塗ってもなかなか治らない臀部のかぶれ，本当におむつ皮膚炎ですか? 真菌感染の可能性も考え，皮膚の状態を観察しましょう。

参考文献

・国立成育医療研究センター看護部（監修），村松 恵（編）：小児の状態別スキンケア・ビジュアルガイド．中山書店，2012．

・東京都立清瀬小児病院（編）：実践で役立つ小児外来診療指針．永井書店，2004．

・日本小児看護学会（監・編）：小児看護事典．p.90，へるす出版，2007．

Case
22 びらんが全然治らない…
——長期中心静脈栄養による微量元素不足

Case

巨大腫瘍摘出術後の 4 歳になる M ちゃん。小腸壊死に伴い腸管切除術が行われ短腸症候群（残存小腸 20 cm 以下）となる。1 日 3 回の経口摂取と 24 時間持続静脈栄養にて外来フォローしている。現在の身長は 82 cm，体重 10.5 kg，成長曲線上−2SD 上だが，順調に成長している。

1 か月前に中耳炎になり抗菌薬を内服するが，その後まもなく下痢・脱水となり入院。入院中，肛門周囲にびらんができた。中耳炎は治癒し，脱水も改善したが，びらんが治らないと A 看護師より B 看護師が相談を受けた。

Scene

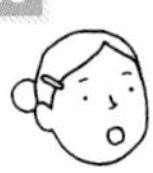
B 看護師

M ちゃんの排便の状態はどう??

今は 1 日 2〜3 回です。下痢の時は 1 日 6〜10 回くらい出ていました。

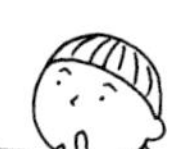
A 看護師

B：回数は多くないね。どうやって拭いている?

A：今はトイレで排便しているので，トイレットペーパーで拭いてます。下痢の時は間に合わないことがあったので，一時的にパンツ式のおむつをはいてました。前の入院中にもお尻が荒れたことがあって，ほかの看護師に「拭きすぎないでね」って言われたのを思い出して，おしり拭きは 2 枚までにして，守っています。軟膏も拭き取るのはお風呂の時だけにしています（→ p.137）。**でも全然よくならなくて…。**

B：今，食事はどうなっているの?

A：食事は昨日から開始されました。1 日 3 回，低残渣食です。ほかに 1 日 5 回，エレンタール® を 1/3 の濃度で注入しています。24 時間 IVH から糖加維持液で輸液しています。IVH 関連の肝機能障害があるらしく，糖加維持液のみです。

B：血液検査の結果は?

A：脱水の状況は改善されていると先生に確認しました。CRPも上昇してません。

B：びらんが治らない原因が何かあるのか，先生に確認してみようか。

A：はい。

（近くにいた医師のところに行く）

A：先生，おしりのびらんがよくならなくて。

医師：下痢も治っているのに，おしりのびらんが治らないのか…。微量元素は最近チェックしていたかな?
特に亜鉛が不足していると皮膚症状が改善しにくいし…。Mちゃんは短腸症候群だから電解質のバランスが崩れやすいし，微量元素も減りやすいんじゃないかな。確認してみようか。

血液検査の結果，亜鉛の値が58μg/dLと低めであったことがわかり，経口での亜鉛の補充方法を栄養サポートチーム（NST）に相談した。栄養補助食品の提案があり，家族に説明した上で導入となった。退院後の外来でびらんが治癒傾向であることが確認できた。

Point 1

亜鉛不足になると，皮膚トラブルは改善しにくい！

皮膚・毛髪には体内の亜鉛の約8%が存在し，また表皮の亜鉛含有量は真皮に比較して多くなっています。これは亜鉛が表皮の蛋白合成に関わっているからです。したがって，亜鉛欠乏が起こると発赤やびらんがみられ，皮膚トラブルの治癒過程に悪影響を与えます。

亜鉛は主として十二指腸，空腸で吸収されます。特に遠位十二指腸と近位空腸で最も多く吸収され，胃での吸収はほとんどありません。Mちゃんのような腸切除後の小児や，低出生体重児のように腸の発育が未熟な児は，もともと亜鉛の吸収がされにくい状態にあります。下痢や脱水などにより電解質のバランスを崩すことをきっかけに，亜鉛不足に陥ることがあるので注意が必要です。

亜鉛欠乏症は，亜鉛欠乏による臨床症状や血清亜鉛値によって判断されます。血清亜鉛値の基準下限値は59 μg/dLとされますが，文献

表1 亜鉛の推奨栄養所要量

年齢	1日の所要量
生後0〜12か月	2 mg
1〜3歳	3 mg
4〜8歳	5 mg
9〜13歳	8 mg
14歳以上	10 mg

〔東京都立小児総合医療センター：NSTハンドブック．2015より抜粋〕

表2 亜鉛含有量の多い主な食品

食品名	亜鉛含有量(mg/100 g)
カキ(生)	13.2
豚肉(レバー)	6.9
タタミイワシ	6.6
牛肉(肩)	4.9
カニ缶	4.7
鶏卵(卵黄)	4.2
エンドウ豆	3.6

や学会などにより推奨する基準下限値が異なります。60〜80 μg/dLの範囲での基準下限値が推奨さています。

小児に必要な亜鉛の摂取量を 表1 に示します。経口摂取ができる小児では，亜鉛を多く含む食品を取り入れるようにすると皮膚トラブルの改善につながります。表2 は亜鉛を多く含む代表的な食品ですが，日常の食事で取り入れる際には，疾患や発達を理解した上での工夫が必要です。栄養指導の必要性を医師と協議し，栄養サポートチームの介入を依頼しましょう。

ドクターからのひとこと

広範囲小腸切除術後や慢性肝疾患で亜鉛が欠乏しやすくなります。潜在的亜鉛欠乏症での亜鉛の日内変動や，急性疾患やストレスでも一時的に亜鉛濃度の大きな変動があることは認識しておくべきです。

Point 2
創傷治癒に必要なビタミン類の不足にも注意！

亜鉛以外にも皮膚のトラブルに関わる微量の栄養素があります。それがビタミンCです。ビタミンCはコラーゲン生成に関与し，創傷治癒に必要な栄養素です。皮膚の形成に必要となる鉄分の吸収を助ける働きもあります。成人では1,000 mg/日以上のビタミンCの摂取により，皮膚の弾力性が向上するといわれています。小児でのビタミ

表3 ビタミンCの推奨栄養所要量

年齢	1日の所要量
生後 0〜12 か月	40 mg
1〜3 歳	35〜40 mg
4〜8 歳	40〜60 mg
9〜13 歳	55〜95 mg
14 歳以上	100 mg

〔東京都立小児総合医療センター：NST ハンドブック. 2015 より抜粋〕

表4 ビタミンC含有量の多い主な食品

食品名	亜鉛含有量（mg/100 g）
赤ピーマン	170
黄ピーマン	150
レモン	100
ケール	81
柿	70
イチゴ	62

ンCの摂取推奨量は40〜100 mg/日と年齢によって幅があります（表3）。表4 はビタミンCを多く含む代表的な食品ですが，日常の食事に取り入れる際には，亜鉛と同様，疾患や発達を理解した上での工夫が必要です。ビタミンCのような水溶性ビタミン類は熱処理により不足することがあるので，家族が栄養指導を受けられるように体制を整えましょう。

ドクターからのひとこと

亜鉛の吸収を促進するビタミンC，ヒスチジン・グルタミンなどのアミノ酸，クエン酸についても，食事内容の管理をする上で理解しておく必要があります。

Point 3

中心静脈栄養をしていても不足する栄養素がある！

中心静脈栄養・経腸栄養をしているから，栄養不足はないと油断するのは禁物です。

基礎疾患を抱える小児は，ささいなことで体調を崩し栄養バランスが不均衡になり，上述のように亜鉛などの微量元素やミネラル（マグネシウム，カルシウム，リンなど），ビタミン類が不足しやすくなります。また微量元素の1つであるセレンが不足し，セレン欠乏症となると心筋炎や不整脈，貧血・筋力低下などを起こすことがあります。セレン欠乏は時に致命的になる場合もあります。

経腸栄養剤や高カロリー輸液の中にはセレンが含有されていない製剤もあるので，栄養サポートチーム（NST）と相談し，適切に補充することが大切です。

ドクターからのひとこと

中心静脈栄養をしている小児ではセレンのほか，カルニチン，ビオチン，ヨウ素なども不足することがあるため，注意する必要があります。

Tips

「びらんが治らない」と，どういうケアを行えば治癒に至るかと手技ばかりに着目しがちですが，栄養が適切に補充されていなければ皮膚トラブルの改善には至りません。

このケースでも，疾患に伴う短腸症候群があり，経口・経腸栄養・中心静脈栄養にて栄養管理されていましたが，下痢に伴う脱水により電解質のバランスが崩れ，微量元素の不足によりびらんの治癒が滞っている状態でした。

おむつ皮膚炎に至った要因のアセスメントに，栄養状況，特に微量元素不足になっていないか，という視点を追加して考えていくと，より一層適切な看護ケアが実践できると考えます。

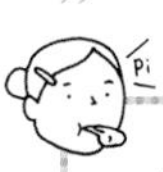

まとめ

静脈栄養で管理されていても，微量元素やミネラルなどは不足することがあります。皮膚トラブルが治りにくい時は，ケアの方法だけでなく栄養管理についても見直しを！

参考文献

- 簡単! 栄養 and カロリー計算　http://www.eiyoukeisan.com/（2019 年 11 月最終アクセス）
- 厚生労働省：日本人の食事摂取基準 2015 年版.
- 国立成育医療研究センター看護部（監修），村松恵（編）：小児の状態別スキンケア・ビジュアルガイド．中山書店，2012.
- 真田弘美，宮地良樹（編著）：NEW 褥瘡のすべてがわかる．永井書店，2012.
- 内藤亜由美，安部正敏（編）：改訂第 2 般 スキントラブルケア パーフェクトガイド―病態・検査・治療予防・ケアがすべてわかる！学研メディカル秀潤社，2013.
- 児玉浩子，板倉弘重，大森啓充，ほか：亜鉛欠乏症の診療指針．日本臨床栄養学会雑誌，40（2）：120-167，2018.
- 児玉浩子，浅桐公男，惠谷ゆり，ほか：セレン欠乏症の診療指針．日本臨床栄養学会雑誌，40（4）：239-283，2018.

Case 23

ブツブツ発疹があるんです…
──病院食によるアレルギー症状

Case

感冒をきっかけに肺炎に罹患した8か月のSちゃん。発熱と咳嗽，鼻汁により吸啜は弱く，食欲低下があり体力消耗も激しかったため，入院治療となった。2週間の治療により肺炎は改善したが，体重が入院時の7,500 gのまま停滞していた。入院後，食事は離乳食中期を4〜5割程度摂取し，母乳で補っていた。身体の回復とともに食欲も増して全量摂取できるようになったこと，Sちゃんが9か月になったこともあり，病院食は当日の昼より離乳食中期から離乳食後期に変更になっていた。

昼食後，Sちゃんの腹部の蕁麻疹に気づいたA看護師が医師に電話連絡をしていたところ，先輩のB看護師にどうしたのかと声をかけられた。

Scene

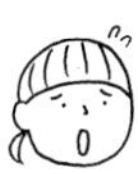

A看護師

食事の様子を見に行ったら，腹部にブツブツと蕁麻疹が出ていたんです。数えられる程度ですが，念のため報告しておこうと思いまして。

それはいつから?

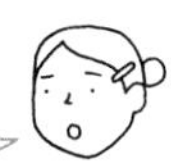

B看護師

A：わからないです。今，オおむつ交換している時に気づいたので。

B：Sちゃんの食事，どうだったの?

A：2/3は食べたようです。最初は喜んで食べていたようなんですけど，途中から嫌がったそうです。もっと食べられるかと思ったのですが。

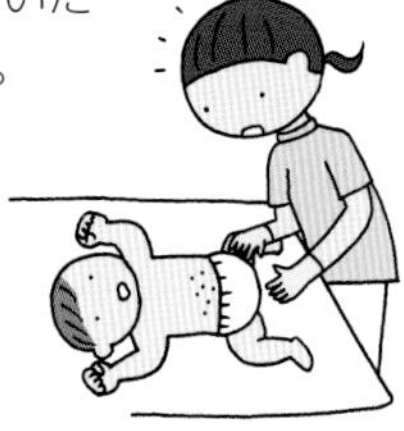

B：食事のメニューは?

A：おかゆと豆腐ハンバーグ，野菜スープでした。

B：Sちゃんのアレルギーは?

A：入院時の問診では特に何もないと。カルテにも何も記載はなかったです。食事も制限はないです。

B：離乳食のレベルがアップして，新しい食材は…，ハンバーグだからつなぎで全卵使っているわね。

A：卵ですか？ それはこれまでも病院食で出てましたし，家でも使ってたと。

B：それは，全卵を？ それとも黄身だけ？

A：卵としか聞いてません。

B：もしかして卵白は初めてかも？ 蕁麻疹はアレルギー症状かも…すぐSちゃんのところに行って症状が進んでないか確認しましょう。

B看護師がSちゃんの全身を観察したところ，腹部全体と下肢に紅斑が広がっていた。B看護師はA看護師にバイタルを測定するように指示した。5分後に医師が来室した時には喘鳴が出現しており，直ちに気管支拡張薬の吸入となった。

ドクターからのひとこと

皮疹の観察，表現は難しいものです。見たままであれば，「赤いブツブツ」です。発赤なのか，丘疹なのか，膨疹状か，痒みがあるのか，いつから出てきたのかを確認してください。鑑別としては，感染，薬物アレルギー，食物アレルギー，そのほかのアレルギーなどを考えます。

Point 1

初めての食材でアナフィラキシーが起こる可能性がある

即時型食物アレルギーは離乳食を摂取する0歳児の発症が最も多く，全体の34.1％を占めます[1)]。原因となる食材は主に鶏卵・牛乳・小麦です。

新しい食材を摂り始める時には1さじずつ与え，乳児の様子をみながら量を増やしていきます[2)]。鶏卵は，固ゆでの卵黄から開始し，全卵に進みます。今回のケースのようにアレルギーの既往がなくとも，離乳食のレベルが上がると患児にとって初めての食材を口にする，もしくはそれまで食べていた量より多く摂取することになり，アレルギーの初発症状を経験する可能性があります。

初めての食材でアレルギー反応が起きることは，一見理屈に合わないようですが，実はハウスダスト中に含まれる食物アレルゲンによって，すでに経皮感作を受けている可能性が高いのです。よって，離乳食の変更に伴い，初めての食材を摂取させる時は，少量ずつ，ゆっくりと与えます。食事中に異変がないか，さらに食後1時間は定期的に観察を続けることが望ましいのです。

ドクターからのひとこと

保育園や小学校の調査によると，施設内で起こる食物アレルギー症状の約3割は，初発によるものです。これまで家族が気づいていない状況で，その食物を初めて摂取したり，いつも以上に多く摂取したり，あるいは体調が不良だった場合に起こることが多いようです。

また，乳幼児の食物アレルギー有病率は4～8%といわれています。したがって，入院患児の中にも同様の頻度で存在することになります。さらに，保護者が気づいていない潜在的食物アレルギーの乳幼児がいるということを知っておいてください。

Point 2

複数臓器にアレルギー症状が出現したら，危機的状況！

即時型の食物アレルギーは，原因食物の摂取後数分から約2時間以内に症状が出現します。皮膚・粘膜，消化器，呼吸器に様々なアレルギー症状が出現しますが，複数の臓器に症状が出現し，急速に進行するとアナフィラキシーとなり，さらに進行すればショック症状を伴い，生命を脅かす可能性が高まります（表1）[3]。

表1のグレード3（重症）の症状が認められたら，アドレナリン注射の適応です。Sちゃんも紅斑，蕁麻疹などの皮膚症状に加え，呼吸器症状の喘鳴が併発し，アナフィラキシーが起こりました。しかし，乳幼児の場合は訴えも症状もわかりにくいのが特徴です。「食べ物を口からべーと出したり」「指や手を口の中に入れて舌を引っ張ったり，掻いたり」して表現します。行動を含めた他覚症状と自覚症状をよく観察する必要があります。緊急性の評価はまず重症か否かを判断し，軽症だった場合は5分ごとに悪化がないか観察します。

表1 臨床所見による重症度分類

		グレード 1（軽症）	グレード 2（中等症）	グレード 3（重症）
皮膚・粘膜症状	紅斑・蕁麻疹・膨疹	部分的	全身性	←
	瘙痒	軽い瘙痒（自制内）	強い瘙痒（自制外）	←
	口唇，眼瞼腫脹	部分的	顔全体の腫れ	←
消化器症状	口腔内，咽頭違和感	口，のどの痒み，違和感	咽頭痛	←
	腹痛	弱い腹痛	強い腹痛（自制内）	持続する強い腹痛（自制外）
	嘔吐・下痢	嘔気，単回の嘔吐・下痢	複数回の嘔吐・下痢	繰り返す嘔吐・便失禁
呼吸器症状	咳嗽，鼻汁，鼻閉，くしゃみ	間欠的な咳嗽，鼻汁，鼻閉，くしゃみ	断続的な咳嗽	持続する強い咳き込み，犬吠様咳嗽
	喘鳴，呼吸困難	—	聴診上の喘鳴，軽い息苦しさ	明らかな喘鳴，呼吸困難，チアノーゼ，呼吸停止，Spo_2 ≦ 92%，締め付けられる感覚，嗄声，嚥下困難
循環器症状	脈拍，血圧	—	頻脈（+15回/分），血圧軽度低下*1，蒼白	不整脈，血圧低下*2，重度徐脈，心停止
神経症状	意識状態	元気がない	眠気，軽度頭痛，恐怖感	ぐったり，不穏，失禁，意識消失

＊1 血圧軽度低下：1歳未満＜80 mmHg，1～10歳 ＜[80 + (2×年齢)] mmHg，11歳～成人＜100 mmHg

＊2 血圧低下：1歳未満＜70 mmHg，1～10歳 ＜[70 + (2×年齢)] mmHg，11歳～成人＜90 mmHg

〔日本小児アレルギー学会食物アレルギー委員会：食物アレルギー診療ガイドライン2016《2018年改訂版》．p.133，協和企画，2018より転載〕

Point 3

アナフィラキシーには，迅速で適切な対応が不可欠

アレルギー症状を認めた時点で医師に報告をすることはもちろんですが，症状は急速に進むこともあるので迅速な対応が必要です。重症と判断した場合は，人員を集めて可能な限り複数名で対応します。酸素投与を開始すると同時にパルスオキシメーターとモニター心電図を

装着し，バイタルサインを頻回かつ定期的に確認し，呼吸や循環状態を把握します。使用される薬剤はアドレナリンで，筋肉注射をします。アナフィラキシー発症時は，体位変換でも血圧が変動し急変する可能性があるため，抱っこやおんぶなども含め不要な体位変換は避けます。仰臥位にして下肢を挙上させます（ショック体位）。

ドクターからのひとこと

食物アレルギーによる症状で最も多いのが蕁麻疹，皮膚の発赤です。救急外来受診の食物アレルギー患者の 9 割は皮膚症状という統計があります。しかし症状が悪化し，アナフィラキシー，アナフィラキシーショックが起こることは稀ではありません。一方，成人病棟では薬剤アレルギーによるアナフィラキシーの頻度が高くなります。

原因が何であれ，アナフィラキシーの症状は急速に進行するので，疑ったら院内緊急事態としてエマージェンシーコールとして扱うかどうかを院内で決めておくとよいでしょう。

Tips

食後，急速に蕁麻疹などの症状が出現したら，まず食物アレルギーを疑いましょう。ただし，皮膚症状が必ず出現するとは限らないことも知っておきましょう。アレルギーの有無にかかわらず，初めての食材は「1 さじずつゆっくり摂取，その後観察」が基本です。また，それまで食べていたものでも量が増えた場合，また同じ量でも体調不良の場合は，アレルギー症状が出現しやすくなります。

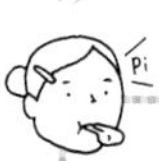

まとめ

その食材，初めてではないですか? これまでアレルギー症状が出ていなくても，アナフィラキシーを発症する可能性があることを忘れずに！

引用文献

1）今井孝成，杉崎千鶴子，海老澤元宏：消費者庁「食物アレルギ—に関連する食品表示に関する調査研究事業」平成 23 年即時型食物アレルギー全国モニタリング調査結果報告．アレルギー，65（7）：942，2016．
2）厚生労働省雇用均等児童家庭局：授乳・離乳の支援ガイド．p.41，厚生労働省雇用均等・児童家庭局母子保健課，2007．
3）日本小児アレルギー学会食物アレルギー委員会：食物アレルギー診療ガイドライン 2016 2018 年改訂版．p.133，協和企画，2018．

Case

24 腕の周りが赤いのは駆血帯のせい?

——ラテックスアレルギー

Case

小児気管支喘息で中発作を起こし救急受診した 5 歳の N くん。酸素吸入およびβ_2 刺激薬吸入を繰り返し行っても十分な改善がないため，入院となった。病室へ移動後，すぐにイソプロテレノールの持続吸入とステロイド薬による治療が開始された。B 看護師は持続吸入の準備を行い，後輩の A 看護師は点滴の準備および介助に入った。

N くんは喘鳴が強く会話ができない状態であり，点滴の説明をするものの，理解できたかは不明であった。医師が手袋をして駆血帯を巻くと，とても嫌がり上肢を激しく動かして暴れてしまう。A 看護師は上肢を固定しつつ医師を介助し，処置が完了した。ベッドサイドを整えていたところに訪室した B 看護師は，N くんの両側の上腕から前腕にかけての蕁麻疹に気づいた。

Scene

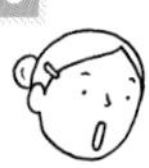
B 看護師

腕に蕁麻疹が出ているけど，どうしたのかな?

あっ，本当だ。気づきませんでした。点滴入れるのに時間がかかってしまったので，赤くなったのは駆血帯のせいですかね?

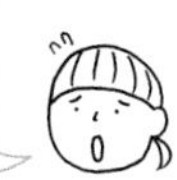
A 看護師

B：点滴前は，赤くなかったの?

A：はい，なかったです。

B：こんなに蕁麻疹が出るほど，締め付けたの?

A：いえ，特別に締め付けたということはないです。でも時間がかかって，何度か締め直しました。

B：消毒はアルコール綿でしたの? アルコール綿が使えるかどうかは確認した?

A：はい，もちろんです。お母さんに確認して，大丈夫だと言われました。

B：（Nくんの両上肢とも腕全体に蕁麻疹があることを確認して）両方の腕に駆血帯を巻いたの？

A：はい，両方を巻いて（血管を）探したので。Nくん暴れちゃったので，Nくんも先生も汗だくでした。

B：使ったのは，ここにある駆血帯と手袋？

A：はい，そうです。

B：Nくんは，喘息だからアレルギーの可能性もあるかも…

A：えっ，特に外来からはラテックスアレルギーの申し送りはなかったです。カルテには，アレルギーはキウイフルーツと…

B：食物アレルギーがあるならなおさら，アレルギー症状かもしれないから，全身症状をすぐ確認して。特に呼吸症状に気をつけて。先生に報告してくるから。

Nくんの症状は蕁麻疹のみだった。駆けつけた医師はラテックスアレルギーと判断し，抗ヒスタミン薬を投与した。A看護師はラテックス成分が付いた箇所を清拭し，ボスミン® の準備をした。その後経過観察を続け，蕁麻疹は3時間程度で消退した。

ドクターからのひとこと

蕁麻疹の多くは原因不明とされていますが，急速に拡大する場合は，直前の行為や接触による即時型アレルギー反応を疑う必要があります。薬剤，食物，ラテックス，物理的圧迫，感染症などが考えられます。

Point 1

アレルギー患児の急速な蕁麻疹の出現はアナフィラキシーの可能性がある！

ラテックスアレルギーのハイリスクグループは，アトピー素因*1を有しているか，繰り返し医療処置を受けた人です。ラテックス（天然ゴム）製手袋や天然ゴムを使用した医療用具に触れる機会の多い医療従事者もリスクが高くなります。また，天然ゴムとの交差抗原性*2のあるバナナ，キウイフルーツ，アボカド，栗などの食物アレルギーを有している人も，ラテックスアレルギーのリスクが高くなります

表1 ラテックスアレルギーの予防

	対象者	対応
一次予防	ハイリスクグループ 医療従事者	医療従事者 ・ラテックスフリー手袋の使用を推奨 ・蛋白質含有量の少ない製品の使用 ・定期健診の実施
	二分脊椎症者 医療用具頻回使用者	二分脊椎症者など ・ラテックスフリー医療用具の使用 ・日常生活でのラテックス製品接触の注意 ・定期健診の実施
	アトピー素因 一般	一般・アトピー素因 ・ラテックス製手袋の頻回使用時の注意 ・ラテックス製玩具の注意
二次予防	ラテックスアレルゲンに感作された者あるいは軽微な症状のある者	・医療機関受診時の注意 ラテックスフリー医療用具の使用 ・アレルギー情報カードの携帯を推奨 ・定期健診の実施 ・日常生活でのラテックス製品接触の注意 ・症状発現時の対応方法の指導
三次予防	明らかな症状のある者	・医療機関受診時の注意 ラテックスフリー医療用具の使用 ・アレルギー情報カードの携帯を推奨 ・日常生活でのラテックスフリー製品の使用 ・定期健診の実施 ・症状発現時の対応方法の指導

〔日本ラテックスアレルギー研究会 / ラテックスアレルギー安全対策ガイドライン作成委員会：ラテックスアレルギー安全対策ガイドライン 2018. p.33，協和企画，2018 より転載〕

（表1）[1)]。

こうしたハイリスクの患児に紅斑や蕁麻疹などが急に出現したら，アレルギー症状の可能性を疑いましょう。ラテックスによる即時型のアレルギー症状は，アレルゲン曝露から数分以内に始まり，瘙痒感や蕁麻疹，紅斑などの皮膚・粘膜症状です。重篤なケースでは，咳，喘鳴，呼吸困難などの呼吸器症状を認め，アナフィラキシーショックに至る場合もあります(p.152 表1)。喘息のコントロールがついてい

＊1 アトピー素因：本人あるいは家族が，アレルギー疾患を有するか，何らかのアレルゲンに対して IgE 抗体が陽性である体質。
＊2 交差抗原性：蛋白質の構造が似ているものに対して症状を起こすこと。

ないとアレルギー症状は重篤化しやすいため，症状が出現したら観察を密に行い，ショック時に迅速に対応できる準備をしておきましょう。

ドクターからのひとこと

ラテックスアレルギーの症状の多くは，ラテックス製手袋との接触による接触蕁麻疹です。1980年代に米国では，ラテックス製医療用具の使用によるアナフィラキシーショックで15例の死亡と1,000件以上のアナフィラキシーショックが報告されています。現在は，『ラテックスアレルギー安全対策ガイドライン』も作成され，医療機関での注意喚起が進みましたが，アナフィラキシーショックの事例報告は少なからずあるため，常に注意が必要です。

Point 2

ラテックスアレルギーのハイリスク児には，ラテックスフリーの医療用具を使用する

すべての医療用具はラテックスフリーであることが理想です。それが難しい場合，ハイリスク患児にはラテックスフリーの医療用具を使用し，ラテックスとの接触を回避してアレルギーの発症を予防する必要があります（表1）。例えばNくんに直接触れる吸入用マスクのゴムや血圧計のカフ，聴診器，吸引管，電極板などの医療用具は，ラテックスフリーのものを使用します。

しかし，医療用具をラテックスフリーにしていても，輪ゴムや下着のゴムなど，日用品の多くにラテックス製品は使われています。医療従事者に注意喚起を行うと同時に，保護者にも，患児の身に着けるもの，日用品についてもラテックス製のものを避けるように説明します。

ドクターからのひとこと

ラテックスとは，天然ゴム製品の原料のことです。ゴムの木の樹液なので，アレルゲンとなる蛋白質が多量に含まれています。このアレルゲンと接触することで皮膚や粘膜から感作されます。予防・対応策としては，非ラテックス（ラテックスフリー）製品に切り替えることです。

潜在的に存在するラテックスアレルギー患者を問診により見分けることも大切ですが，時間的に対応が困難な現場やラテックス製品に接触する機

会の多い医療現場（手術室，救急室など）では，ラテックス製品を排除して，すべて医療用具をラテックスフリーにすることが推奨されています。

Tips

ラテックスアレルギーのハイリスク患児を知るために，問診はとても重要です。今回のように十分に問診をすることができない状況でも，二分脊椎症者や医療処置を繰り返している場合，アレルギー疾患を有していれば，ラテックスを回避します。今回の症例では，駆血帯やゴム手袋による接触，さらに暴れたことで汗をかき，ラテックスの蛋白が溶け出し，アレルギー症状が誘発されたと考えられます。喘息発作の増悪も懸念され，アナフィラキシーを起こす可能性もあるため，密な観察と緊急時に備えた準備をしておくことが大切です。

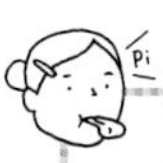

まとめ

その蕁麻疹，アレルギー症状ではないですか？ 喘息や食物アレルギーがある場合は特に，ラテックスアレルギーにも要注意です！

引用文献

1）日本ラテックスアレルギー研究会ラテックスアレルギー安全対策ガイドライン作成委員会：ラテックスアレルギー安全対策ガイドライン 2018．協和企画，2018．

Chapter 6

家族ケアの落とし穴

Case 25

厳しい病状説明後なのに家族は笑っていたんですよね

――危機的状況における防衛機制

Case

10 歳の C くん。毎日，元気に小学校に通っていたが，7 日前に自宅で倒れ，当院 ER に緊急搬送された。脳出血と診断され，意識が戻らない状況が続いていた。両親は毎日面会時間ぎりぎりまで C くんに付き添っていた。

前日，医師から両親に，意識が戻らない可能性があること，意識が戻っても重度の障害が残る可能性があることを含め，病状説明がされた。担当の A 看護師は，両親が落ち込んでいることを予想していたが，終始笑顔で C くんに接していた。A 看護師は多少の戸惑いを感じながら，先輩の B 看護師にそのことを伝えた。

Scene

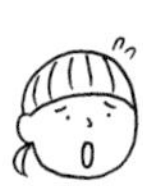
A 看護師

昨日 C くんのご両親に主治医から病状説明があり，かなり厳しいことを言われてたんです。でも，終わったあと，ご両親は笑顔で C くんと面会してたんです。ご両親，大丈夫かなと思って…

ご両親はどんな感じだったの?

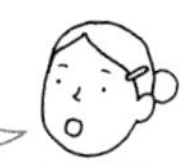
B 看護師

A：意識が戻らない C くんに「先生は大げさに言ってるだけ。そのうち元気になるはず」って明るく話しかけていたんです。

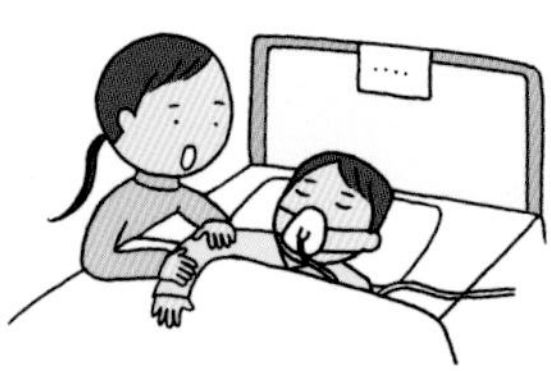

B：病状説明の時はどうだったの?

A：**主治医からの病状説明をきちんと理解して，受け入れているように見えました。** でもそのあと，C くんに「別の病院にも相談してみようかな」と話しかけていたから…。もしかして先生の説明に納得していないのかもしれません。

B：そうかもしれないね。でも C くんには心配かけないように笑顔で接していたのかもしれないわよ。

A：う～ん，でもご両親と話していても，なんというか，現実感があまり感じられないんですよね。ご両親は本当にＣくんの病状を受け入れているんでしょうか？ 看護師からもう一度，説明をしたほうがいいような気もするのですが…

その後，Ａ看護師は両親にＣくんへの思いを聴いたり，一緒にＣくんの身体を拭いたりして，両親との関わりを深めていった。その中で両親は苦悩しながらも，少しずつＣくんの現実を直視できるようになった。現在もＣくんの意識は戻っていないが，両親は毎日話しかけたり，身体に触れたりしながら，面会時間を過ごしている。

Point 1

突然の出来事に対し，親は精神的な危機状態に陥りやすい

私たちの生活は日々変化していますが，脳出血などのような急性疾患による急激な変化は誰にも予測できません。何の前触れもなく突然Ｃくんの身に起こった出来事に，家族はショックを受け，頭の中は真っ白になったことでしょう。このような状況において，家族は精神的な危機に陥りやすいといわれています。

家族はストレスフルな状況の中でもその時その時で起こる問題，起こるかもしれない問題に対応しなければならず，不安と恐怖，様々なストレス反応，防衛機制反応などを示します。さらに，親は子どもが搬送されたことに責任を感じたり，自責の念を抱くことも少なくありません。

山勢は，救急医療における家族の心理として「突然の出来事で困惑していること，事態が急でかつ問題が大きい時は，現状を認める上で困難があること，正確に現状を認識することが難しいため過度の期待や悲観を持ちやすいこと，集中治療が行われているため患者のそばにいる機会が少なく，治療参加できないことへの無気力感を持つ，という特徴がある」[1)]と述べています。一方で，家族は，患児がどのような状況であっても奇跡を信じ，希望を持ち続け，患児を不安にさせないように，普段と変わらぬ親の姿を保とうと努めているのです。

ドクターからのひとこと

多くの場合，病状についての詳しい説明は個室で，（小児の場合は）主治医からご両親に対して行われます。その際，担当看護師が同席することがよくあります。一連の説明後，主治医は「何か質問は?」などと尋ねますが，質問はほとんどの場合限定的です。

説明後，しばらくその個室を使ってよいことを伝えると，家族は心を鎮めるためにその場に残ることが多くあります。その際に，看護師（または心理士など）がその場に残り，家族の反応を確認しましょう。説明の理解度や家族の気持ちを把握するために非常に有用です。

Point **2**

家族の笑顔の意味を考えてみよう

一般的に，重篤な疾患を発症した小児の家族は，その危機状態を衝撃，否認，怒りの段階を経て受け入れていきます（表1）[2)]。今回のケースでは，Cくんの病状説明が行われたのは発症から1週間足らずで，まだ衝撃（ショック）と否認が重なり合っている情緒的危機の時期と考えられます。状況を理解し受け入れるにはまだ時間が必要です。家族は，7日間意識の戻らないCくんと一緒に過ごすことで，はじめの衝撃は少し和らいだものの，まだ危機的な状況にさらされ続け，疲労が蓄積して心身ともに不安定な状態だったと考えられます。

例えば頭の中が真っ白でうまく理解できない，言われたことを覚えていない状態だったかもしれません。あるいは現実を目の前にして「どうして目覚めないのか」「なぜこんなことに…」「どうして異変に気づかなかったんだろう」と自らを責めたり，「これからどうなるの？」と不安を感じたり，また「もうだめかも…」と思う一方で，「以前のように元気になる。大丈夫！」「奇跡は起こる」と絶望と希望が交互に訪れたりしていたかもしれません。

このような様々な感情は大きなエネルギーを持っており，真正面から受け止めることはとても難しいものです。そこで，自分の身を守るために様々な防衛機制を用いて現実に対応していきます。防衛機制の例として，子どもの状況や医師からの病状説明を知覚はするが認めな

表1 危機状態にある家族の心理

段階	特徴
衝撃	・衝撃の程度は患児の年齢，発病の原因などに起因する ・この時点の記憶が抜けていることが少なくない ・説明中に気を失う家族もいる
否認	・他者には理解しにくい行動をとる場合がある
怒り	・受け入れがたい現実であるほど怒りがこみあげてきて，周囲にその矛先が向けられる ・医療者に怒りが向けられる場合は，治療に直接権限を持たない看護師が対象になることが少なくない
受容と承認	・医療者からの説明だけではなく，患児の様子，処置の密度の変化などからも独自に状況を受け止めている

〔文献2）を参考に作成〕

いという「否認」，本来生じる不快な感情を取り除くという「分離」，抑うつ的になるところを明るく振る舞う「躁的防衛」などがあります。

Cくんの家族の言動もこのような防衛機制の現れだったと考えられます。病状説明をきちんと聞いていても内容を認めずに「先生は大げさに言ってるだけ。そのうち元気になるはず」などと現実から目を背けてCくんに笑顔で接していたのかもしれません。現実に向き合うと悲しみや不安・怒りなどのつらい感情を抱えきれないために，これらを切り離し，何事もなかったようにあえて明るくCくんに接していたのかもしれません。

あるいは，現実としっかり向き合い受け止めた上で，意識がなくてもCくんに心配をかけないようにと無理をして笑顔で接していたということも考えられます。

わが子が危機的な状況にある時，家族は大きな負荷を背負っています。それに対する感情や表出する言動は，家族により異なり，流動的です。

ドクターからのひとこと

「家族の反応はこうあるべき」と思い込んでいませんか。

厳しい状況を説明する場合，医療者は家族の反応を事前に想定しながら準備を進めます。家族の反応が想定通りであればよいのですが，このケースからもわかるように人の反応は十人十色であり，想定外の反応が返ってくることもよくあります。

その際，「反応はこうあるべき」と対応してはいけないと思います。「終末期にはDNAR（蘇生処置の拒否）を取得する」など，安全な医療を求めるあまり，しばしば医療の定型化が求められる傾向があります。しかし，急激な状況変化を何とか受け止めようとしている家族に寄り添い，家族の理解，反応を支える必要があると思います。

Point 3 家族との関係づくりと多職種との協働による倫理的な支援を進めよう

病状を何度繰り返し説明しても現実を受け入れられず理解できない家族や，他者からは理解しにくい行動をとる家族がいます。このような家族を医療者は心配し，理解できるように繰り返し病状の説明をすることがあります。しかし，説明を重ねるほどに家族と医療者の思いはすれ違い，溝が深まることがあります。

家族が現実を理解し受け入れるには，医療者が待つことも必要なのです。看護師は家族の状態を包括的にアセスメントし，見守ったり食事や睡眠をとれるようにサポートしたり，時には家族と時間を共有したりする場を作ります。このような機会を通して，家族が看護師をはじめ医療者にいつでも話しかけられるような関係を築いていくことが大切です。例えば家族が感情表出できるようにＣくんの思い出を聴く，今のＣくんにできることとして清潔ケアやマッサージをする・話しかけるなどを家族と一緒に行うといったことです。

今回のように患児の意識が戻らない可能性がある場合では，倫理的な対応も重要となるため，緩和ケアチームなど専門的な知識を持つ多職種チームと協働して家族を支援していきます。

通常，緩和ケアチームは，身体面を担当する医師，精神科医，緩和ケア認定看護師，薬剤師，心理士，ソーシャルワーカーなど多職種で構成され，それぞれの視点から得た情報をもとに，家族のアセスメントを行います。それぞれの職種が家族と直接会い，家族の思いを聴き，家族の現在の心理状態をアセスメントし，そのつど主治医チームや病棟スタッフと共有します。

さらに，多職種によるカンファレンスを行い，Cちゃんの病状や今後の見通し，今までの生活とこれからの生活，家族それぞれの思い，医療者の思いなど，患児を全人的に捉え，チーム全体で今後の支援のあり方を検討していきます。

ドクターからのひとこと

この患児のように，重篤な疾患を発症した子どもの家族はいろいろな悩み，疑問を抱えていますが，医師にすべての悩みや疑問を話してくれることはありません。同じように看護師にもすべてを打ち明けることはなく，職種に応じて相談する内容を変えてきます。そこで多職種協同のカンファレンスにおける情報共有が重要になってきます。多職種が得た情報を総合することで，より患児および家族に寄り添ったケアができるようになります。この時に病棟保育士やCLS（チャイルド・ライフ・スペシャリスト），HPS（ホスピタル・プレイ・スペシャリスト），あるいは心理士が参加していると患児のきょうだいのケアのような主治医が忘れてしまいがちなことにも対応することが可能になると考えます。

Point 4 「見えない家族」も支援を必要としている

家族の支援は，両親だけに行うものではありません。例えばCくんのきょうだいなど身近にいる家族もまた，この出来事を通して状況が変わり，様々な思いを抱いており，支援を必要としているからです。

家族の1人ひとりをアセスメントし，その上で家族全体を評価し，誰が，誰にどのような支援を行うかを検討します。例えば，患児の状態をきょうだいに説明する際，保護者が行うことが多いのですが，それが難しい場合も多々あります。そのような時は，保護者と相談し，誰が，どこで，どのように説明すると受け止めやすいか，説明後のケア方法はどうするかなどを検討します。

さらに，家族の支援で特に注意しなければならないのが，「見えにくい家族」の存在です。面会に来ることができる家族は「見える」のですが，面会に来ることができない，面会頻度や時間が少ない家族は医療者から見えにくいため，支援が届かないことがあります。そのような家族こそ表に出てこない苦しみを抱えていることが予測されるため，その思いや支援へのニーズを引き出す対応も重要です。

Tips

人間は危機的な状況に陥ると，自身の心の安定を保つために無意識のうちに防衛機制を働かせます。そのため，他者から見ると理解しにくい行動をとることがあります。看護師は，患児や家族の言動を見たままにとらえるのではなく，置かれた状況を全人的にとらえアセスメントし，彼（女）らの言動の意味を考えることが必要です。

そのためには，それぞれ異なる視点を持つ専門職で構成されている多職種チームと協働することが大切です。それにより，患児・家族にとって最良の支援を提供することができれば，患児・家族は本来持っている力を発揮し，危機を乗り越えるとともに，そのこと自体が家族の成長の機会にもなります。

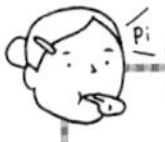

まとめ

一見理解しにくい家族の行動の背後にあるものに目を向けていますか？危機的状況を乗り越えるためには，多職種チームによる，きょうだいなども含めた家族１人ひとりへの支援が必要です。

引用文献

1）山勢博彰（編著）：救急・重症患者と家族のための心のケア―看護師による精神的援助の理論と実践．p.13，メディカ出版，2015.

2）高橋章子：生命の危機状態にある患者家族の理解と援助．家族看護，3(2)：6-11，2005.

参考文献

・小此木啓吾，深津千賀子，大野 裕（編）：心の臨床家のための精神医学ハンドブック 改訂新版．創元社，2004.

・馬場禮子：精神分析的人格理論の基礎―心理療法を始める前に．岩崎学術出版社，2008.

Case 26 お母さん，母乳なくなったので早めに持ってきてください
——母親への配慮

Case

在胎週数 32 週，体重 1,820 g で陣痛発来，経腟頭位分娩で出生したＤちゃん。出生直後より NICU へ入院し，保育器収容中である。生後 2 週間（修正週数 34 週），体重 1,750 g。1 回哺乳量 35 mL を 1 日 8 回経管栄養より注入している。

Ｄちゃんの母親は初産，産科病棟退院後は 1～2 日おきに面会し母乳を届けている。数日前の面会中，「母乳分泌量が減ってきている」と話していたと看護記録に記載があった。

母親の母乳分泌量減少が気になっていたＢ看護師は，担当である後輩のＡ看護師に母親の面会中の様子や母乳の状況を尋ねた。

Scene

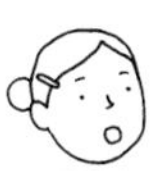
Ｂ看護師

Ａさん，さっきＤちゃんのお母さん面会に来ていたよね。

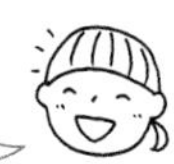
Ａ看護師

はい，1 時間ほど面会して帰りました。

Ｂ：前回の面会の時に母乳分泌が減ってきたって話していたようだけど，Ｄちゃんのお母さんはどんな様子だった？ 母乳のことは何か話していた？

Ａ：Ｄちゃんの様子や 1 回の哺乳量は質問されましたが，母乳のことは何も話していませんでした。お母さんに，今朝の分までで**母乳がなくなったので，早めに持ってきてください，と伝えました。**

Ｂ：Ｄちゃんのお母さん，産科退院後から母乳分泌が減っているようだけど，搾乳回数を減らしていないかしら？ 搾乳間隔やどのような方法で搾乳をしているかを聞いてみた？

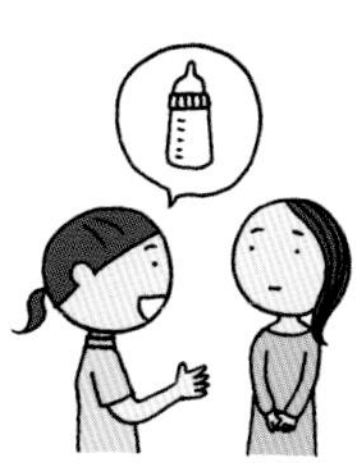

Ａ：Ｄちゃんが 3 時間おきに 35 mL 注入していることや面会がない間の様子は伝えましたが，お

母さんの母乳のことは何も聞きませんでした。

B：母乳分泌量が減っていると話していたのに「母乳がなくなったから持ってきてください」だけでは，お母さんはプレッシャーを感じてしまうのではないかしら。面会中にベッドサイドで搾乳を勧めたり，母乳分泌促進のためにお母さんも一緒にできるケアを考えていきましょう。

A：そうですね…。

看護師より母親に正しい知識を伝え，母乳栄養確立に向けての支援継続の結果，搾乳回数が増え，母乳分泌量は増加した。D ちゃんの体重は順調に増加し，直接授乳ができるようになった。

Point 1
母乳育児支援は，母親の精神的支援をしながら

NICU に子どもが入院している理由は様々ですが，母親は出産を手放しで喜べない状況にあることが少なくありません。「早く小さく産んでしまったのは自分のせい」などといった自責の念を抱えている可能性があり，周囲につらさや不安を表出しにくいことが考えられます。母子分離による出産の実感が希薄であると，搾乳を勧められても感情的に受け入れられないことがあり，特に子どもが NICU に入院となった場合は母乳育児に困難を伴うことがあります。

産後 6～8 週間は産褥期と呼ばれ，母親には妊娠や分娩からの子宮の復古や全身状態の回復への配慮と同時に，母乳栄養確立に向けた支援が必要な時期です。全身状態への注意とともに精神状態が不安定であることを考慮して，母親の心理状態や気持ちを受け止め，寄り添う必要があります。

強いストレスは乳汁生成のプロセスを遅らせ，オキシトシンの分泌を抑制します。母親が必要以上にプレッシャーやストレス，不安を感じることで，母乳分泌の妨げになることがあります。リラックスして快適に過ごすことが，オキシトシンによる射乳反射を助け，乳汁分泌を促します。

母親が悲嘆にくれていたり，出産後の心理的な危機体験により母乳育児を受け入れられない場合には，看護師はコミュニケーションスキル（母親と目線を合わせる，否定的な言葉を使わない，母乳以外の話もする）などを使い，母親の話に関心を持ち十分に耳を傾け，非言語的メッセージ（表情・動作・語調）を観察します。母親が今どのような気持ちでいるか，どうしてそのような気持ちになっているのかを汲み取りながら話を聴き，精神的支援をしながら接し，母乳育児に取り組めるように支援することが求められます。

ドクターからのひとこと

母乳産生ホルモンのプロラクチンは，夜間（睡眠中）に基礎値が高いため夜間の搾乳が効果的です。しかし精神的に不安定な母親では睡眠の確保も必要です。産後うつが疑われる場合には，精神科受診を勧めることを躊躇してはいけません。その際には，母乳育児可能な向精神薬もあることを母親と精神科医に情報提供しておくことが大切です。安全な育児をするためには，母親のコンディションを整えることが最優先です。

Point 2

母親の母乳育児に対する価値観を尊重し，情報を提供しよう！

看護師は母乳育児を一方的に勧めるのではなく，母親の意思や考え方を把握し，自己決定，価値観を尊重することが重要です。母親に子どもの栄養についてどんな情報を持ち，どのように考えているかを確認します。そして，母乳栄養・母乳育児の利点，母乳と人工栄養との違いなどについて情報を提供し，子どもが母乳を与えられることによって得られる利益や母乳育児の重要性を理解できるように助けます。一方で，母乳育児が困難であれば，人工栄養を利用しても問題はないこと，母乳とミルクの併用も可能であることを伝えます。その上で，母親自身が母乳育児をする・しないを選択・決定できるように支えます。

子どもがNICUに入院した母親の場合には，様々な困難に直面することが考えられます。母親が母乳育児の重要性を認識し継続していくには，看護師が母親を心身ともに支え，かつ，母乳育児の方法を学ぶ機会を積極的につくり，自立して母乳育児ができるよう支援することが不可欠です。

母乳育児を継続する場合は母親の母乳に関する知識を確認し，理解度に合わせてわかりやすい言葉で，搾乳の方法など知識と技術を提供します。母乳には多くの利点があるもののそれを一度に伝えようとすると，母親は情報に押しつぶされてしまうような気持ちになるかもしれません。母親が知っておいたほうがよいことは何かを判断して，必要な情報を少しずつ伝える配慮が必要です。一方で母乳が十分に出ない時に，将来後悔して子育てに影響するようなことは避けるといった配慮も必要です。

ドクターからのひとこと

「医療を提供する・指導する」という上から目線ではなく，「お母さんは赤ちゃんをみるスペシャリストである」という敬意を持って接することが大切です。両親の思いや希望を尊重して一緒にケアをするにあたり，「家族がNICUで赤ちゃんと一緒に過ごすことが当たり前」というファミリーセンタードケア（Family-centered care）という概念の導入により，母乳育児率が上昇することが示されています。

Point 3

積極的に母子接触を促し，母乳分泌増加・維持の支援を

母子分離や子どもが乳房に吸啜できない場合，早産児などで直接授乳ができない場合には，直接授乳に代わる方法（搾乳）によって乳汁が産生されるようにしていく必要があります。

面会回数や時間，面会中の言動などを観察し，母親の母乳育児に関する意欲や母乳生成・分泌状況（乳房・乳頭の状態，1日の搾乳の回数・時間・量，搾乳に要する時間，搾乳方法など），食生活・水分摂取・睡眠の状況，ストレスの程度，不安なこと，困っていることなど

表1 搾乳方法と回数やタイミング，分泌を増やすためのコツ

搾乳開始時期	・出産後 6 時間以内のできるだけ早い時期から搾り始めると，ほぼ 24 時間目頃に少なくてもにじむ程の母乳が分泌されるようになる ・最初の 1 週間の分泌増加がその後の搾乳量を維持させる
搾乳回数	・できれば 3 時間毎，あるいは乳房が張ってきた感じがある毎に 2～3 時間毎に，1 日 8 回以上搾乳することが望ましい ・乳児の 1 日あたりの必要量が少ないからと，搾乳量を制限しその時の必要量しか搾乳しなかったり，1 日の搾乳回数が 5 回未満になったりすると，乳汁分泌不足傾向となりやすい ・搾乳回数は分泌過多でない限りは，できれば 3 時間ごと，あるいはそれより短くても乳房が張ってきた感じがある時に搾乳を行うように勧める

〔日本新生児看護学会，日本助産学会：NICU に入院した新生児のための母乳育児支援ガイドライン．p.11，2010 より転載〕

を確認します。必要に応じて母乳分泌の仕組み，定期的に搾乳することの重要性，効果的な搾乳方法，バランスのよい食事と休養などについてアドバイスします。

子どもの状態により，可能であればカンガルー・マザー・ケア（KMC）や抱っこ，母乳の口腔内塗布など子どものケアに母親が参加する機会を提供することで母子接触を図っていきます。また，ベッドサイドでリラックスしながら搾乳を行える環境を整えます。

自宅で搾乳する時は子どもの写真を見たり，面会の時のかわいいしぐさを思い出したり想像したりしながら搾乳すると射乳反射が促され，授乳量が増加するという報告もあります。

母乳育児は，母親の気持ちがあってこそ続けることができます。医療者が母親の努力を認めることで，母親は親としての自信が持てるようになります。「D ちゃんはお母さんの母乳のおかげで少しずつ大きくなっていますよ」といった褒め言葉や励まし，ねぎらいの言葉をかけ，直接授乳ができるようになる日を目標に搾乳を続ける大切さを伝えて支援します。様々な理由から分泌量が減ってきている場合には，母乳産生不足の原因を考え，搾乳方法が効果的（表1）[1)]であるか，母親と一緒に確認し，必要な情報を提供します。

ドクターからのひとこと

体温・呼吸・循環が安定したら，経口哺乳（直接授乳）の準備が整ったととらえます。カンガルー・マザー・ケアの時に乳首を含むことから始めます。最初は十分な量を飲めなくて当たり前であると説明しておくと，母親はがっかりしなくてすみます。いつもそばにいて授乳できるように24時間面会できる環境が理想です。「赤ちゃんにやさしい病院運動」をNICUに拡大した「新生児病棟のための赤ちゃんにやさしい病院運動Neo-BFHI（baby friendly hospital initiative）」が参考になります。

Point 4 早産児のニーズに適したオーダーメイドの母乳が作られることを伝えよう！

37週未満の早産児の母親の母乳には，未熟な状態で生まれた子どもに必要な成分がより多く含まれています。正期産母乳と比較すると，蛋白質，ナトリウム，乳糖，中鎖脂肪酸，窒素，脂肪酸，ビタミン，DHAなどが多く含まれ，早産児の出生後の成長を助けます[2)]。母親に早産児にもたらす母乳栄養の利点（表2）[3)]をわかりやすく説明します。

ドクターからのひとこと

日本でも，母親の母乳分泌が確立するまでのつなぎとしてドナー母乳の利用が可能になりました。必ずしも早産児の母親の分娩後間もない時期の母乳ではないため，自母乳よりも栄養価が低いことは事実ですが，経腸栄養の確立が早まり点滴の期間が短くなるため，感染症の発症率が低下し入院期間が短縮されるなどのメリットがあります。ドナー母乳の使用はNICU退院時の母乳育児率を低下させない，と報告されています。

Point 5 父親や家族にも母乳の利点を伝え，協力を依頼しよう

母乳育児は母親が中心となって行い，父親が大変さを理解しにくい状況にあります。看護師は父親に，搾乳を手助けする，搾乳した母乳

表2 早産児にもたらす母乳栄養の利点

・腸管の発達を促進し，早期に栄養を確立できる
・腸管透過性が低く，新生児－乳児消化管アレルギーの予防効果がある
・栄養学的にも優れており，胃内停滞時間が短い
・壊死性腸炎・後天性感染症の頻度を減少させる
・網膜症の予防効果がある
・認知（視覚）能力を向上させる
・再入院のリスクを減らす

〔日本新生児看護学会，日本助産学会：NICUに入院した新生児のための母乳育児支援ガイドライン．p.6, 2010より転載〕

を病院へ運ぶ，経口哺乳開始後の哺乳瓶による授乳を行う，また，搾乳で肩こりがあればリラックスできるように母親の身体をマッサージする，日常生活での精神的な支えとなるなど，協力できることを伝えます。母親の心理的な支援者として父親をはじめ家族の存在は大きく，父親が心の支えになることで母親も現実を少しずつ受け入れ，育児に向かう心の準備ができます。しかし，父親も無力さを感じたり，責任感などのストレスを抱え込んでいたりする可能性があるため，父親の心理面のケアも行い，父性を育む看護も重要です。

ドクターからのひとこと

オキシトシンは母親が心地よく幸せと思える状況で分泌が増えるので，家族には母親がリラックスして搾乳に集中できる環境をつくってあげるように説明します。搾乳・授乳以外の家事分担について話し合う際は，「単なる家事担当者」ではなく「母乳育児に参加する父親」として接することが大切です。

父親に母乳育児について情報提供することは母乳育児率の上昇につながります。ただし，厚生労働省の調査（2016年）によると乳幼児を持つ男性の1日の平均育児時間はわずか49分であり，育児参加したくてもなかなか時間が取れない現状への共感も必要です。父親同士のピアサポートも有用です。

Tips

母乳栄養には栄養学的，免疫学的，神経発達などの面で多くの利点があり，母子関係の発達のためにも優れていることは明らかです。看護師は，母親が母乳育児を主体的に，できる限り長く継続することができるように，母親自身が正しい知識と有効な技術を獲得し，自信をもって楽しく母乳育児が行えるように支援します。

看護師は産褥期の母親の体調や心理を考慮しながら，傾聴，受容，共感，支持的態度で接することが大切です。母親の母乳育児に対する価値観を尊重し，母乳に関する情報提供やケア介入を進めることで，母乳分泌増加・維持の支援を継続します。

母乳分泌が減少し母乳育児継続が困難となった場合にも，初乳をあげられた利点やそれまでの努力を認め，ねぎらい，肯定することが大切です。その後も子どもに多くの愛情を注ぎ，親としての自信を築くことができるように支援します。

まとめ

NICUに母乳を届ける母親のストレスに目を向けていますか？ 母乳育児を続けるには，精神的支援と正しい知識の提供が必要です。

引用文献

1）日本新生児看護学会，日本助産学会：NICUに入院した新生児のための母乳育児支援ガイドライン．p.11，2010.http://shinseijikango.kenkyuukai.jp/images/sys%5Cinformation%5C20111129171724-2DD14C489C3CA9DF61B2B50D756F97E3C3E2E0AD0505DA931B5D2BAEB3844AE0.pdf（2019年11月最終アクセス）
2）水野克己，水野紀子，瀬尾智子：よくわかる母乳育児．pp.41-42，へるす出版，2007.
3）上掲書1)，p.6.

参考文献

・BFHI2009翻訳編集委員会（訳）：UNICEF/WHO赤ちゃんとお母さんにやさしい母乳育児支援ガイド ベーシック・コース―「母乳育児成功のための10カ条」の実践．医学書院，2009.
・大山牧子：NICUスタッフのための母乳育児支援ハンドブック―あなたのなぜ？に答える母乳のはなし 第2版．メディカ出版，2010.
・日本新生児看護学会，日本助産学会（編）：NICUに入院した新生児のための母乳育児支援ガイドライン，日本新生児看護学会，2010.
・日本ラクテーション・コンサルタント協会：母乳育児支援スタンダード 第2版．医学書院，2015.
・水野克己，水野紀子：母乳育児支援講座 改訂2版．南山堂，2017.
・水野克己，水野紀子，瀬尾智子：よくわかる母乳育児 改訂第2版．へるす出版，2012.

Case 27

本人には検査って伝えたほうがいいですよね！

――小児への病名告知

Case

Mちゃん，5歳，女児，これまで入院経験はない。1か月前より足の痛みを訴え，近医を受診，鎮痛薬を処方されたが症状は改善せず，1週間前に近医を再受診した。顔色不良のため血液検査を行ったところ血液疾患の疑いがあり，当院を紹介され緊急入院となった。各種検査により急性リンパ性白血病と診断され，化学療法が開始される予定。

入院時Mちゃんは主治医より，「熱と足が痛いのがなぜかを調べるために，血を採ったり，点滴をしたりします」との説明を受けた。主治医からの「頑張れるかな?」の問いにはうなずいていたが，母親には，「早くお家に帰りたい」と言いながらシクシク泣いていた。Mちゃんはこれまで発達に関して指摘されたことはない。

医師から両親へ病気と治療についての説明があるため，担当のA看護師が同席した。説明から戻ってきたA看護師に先輩のB看護師が状況を確認した。

Scene

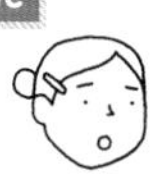

B看護師

ご両親への説明どうだった? ご両親の様子は?

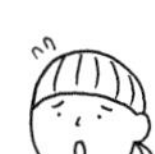

A看護師

お父さんはうつむきながら聞いていて，最後に「日常生活は普通に送れるんでしょうか」「治る確率はどれぐらいなんですか」などと質問してました。

B：そう…。お母さんの様子は?

A：涙を流しながら聞いていて，「なんでうちの子が白血病に…」とか「何が悪かったんですか」「仕事もあるし，きょうだいもいるし，どうしたらいいの」て言ってました。

B：ご両親ショックだよね。どうしていいかわからないだろうね。Mちゃんへの説明をどうするか少し相談できた?

A：はい。ご両親がどのように考えているか聞いてきました。ご両親は

「説明してもわからないのでそのうちします。今は，検査って伝えてあります」て言ってました。なので，**私たちも本人には検査って伝えたほうがいいですよね。**

B：そっか。検査って伝えているのね。確かに今までは検査だったけど，これからは治療が始まるよね。近々IVH を入れたり，内服薬が始まるよね。検査と説明したままでは治療は始められないね。ご家族は何で M ちゃんに説明したくないんだろうね。

A：うーん，やっぱりご両親もショックで気持ちの整理がついていないし…まだ想像つかないことが多いから，どのように説明したらいいのかわからないんですかね。

B：そうだね。ご家族もショックなのに子どもに伝えたらどうなってしまうの，っていうのはあるよね。でも，「検査」って言ったまま治療を始めたら M ちゃんはどうかな?

A：頑張れないですよね。信頼関係にも問題が生じますし…。M ちゃんにわかるように説明しなければなりませんね。もう一度，ご両親と話してみます。

A 看護師は両親の気持ちを聴き，その思いを受け止めた上で患児への説明の意味や方法を伝えた。両親は M ちゃんへ説明することに前向きになり，M ちゃんへの伝え方を一緒に考えることができた。M ちゃんは，自身がやるべきことを知り，治療に臨むことができた。

Point 1

患児への説明の前に家族の思いを聴く

病名を伝えられた親は大きな衝撃を受けます（図1）。しかし，急性リンパ性白血病と診断された場合，速やかに治療を開始する必要があり，親は衝撃を受けながらも患児が受ける治療の決定，患児の入院に伴い変化する生活の調整，きょうだいへの配慮など非常に混乱した状態の中で患児自身への病気の説明についても悩まなければなりません。親自身のがんのイメージや，患児が病名を知ることで不安や恐怖が高まることを懸念して，本人への説明に躊躇することは少なくありません。そのような状況の中にある家族と，患児への説明について話し合っていくことになります。

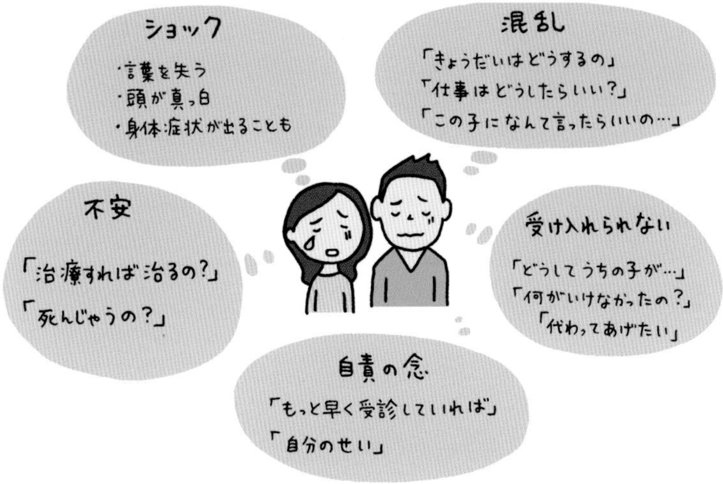
ショック
・言葉を失う
・頭が真っ白
・身体症状が出ることも
混乱
「きょうだいはどうするの」
「仕事はどうしたらいい?」
「この子になんて言ったらいいの…」
不安
「治療すれば治るの?」
「死んじゃうの?」
受け入れられない
「どうしてうちの子が…」
「何がいけなかったの?」
「代わってあげたい」
自責の念
「もっと早く受診していれば」
「自分のせい」

図1 深刻な病気の診断をされた時の親の気持ち

ドクターからのひとこと

小児白血病の場合，骨髄検査から最短 2～3 日ほどで確定診断に至ります。家族には検査前説明の際に疑われる病名を提示し，診断確定までの warning shot として心の準備をしていただくことが多くあります。

実際の告知後，家族は大きなショックを受けた状態で病室に戻ります。告知が患児同席でないのなら，患児の顔を見る前に，両親・家族だけでショックを受け止める時間や場所を提供することも大切と考えます。

家族はケアの対象者でもありますが，患児の闘病を支え目標を達成するための医療者のパートナーでもあります。まずは，患児と家族が医療者からサポートを受けている，寄り添ってもらっている，理解してもらえているという感覚を持てるような支援を行い，家族とパートナーシップを築きます。その上で，患児に病気を説明する意味や説明後に予測される患児の反応，説明をする際の具体的な方法などを伝え，患児と家族にとっての最善の方法を一緒に考えていくことが大切です。

ドクターからのひとこと

患児への説明は病名告知が主たる目的ではありません。自分の身体に起きていること，今後のイメージを各個人が受け止められる「言葉」「場所」

「時間」を選び説明をしたいと考えています。例えば，付き添いが難しい家庭のケースでは，薄暗くなってから病気・治療の話をすると，説明後に短時間で両親が帰宅することになり，暗く，静かな夜に親子ともども不安が渦巻くことが予想されます。なるべく明るい時間に話をしていきたいですね。

Point 2 説明をされないまま治療を受けることで，患児は混乱し，不安になりやすい

患児は突然の入院で家族と離れ，経験したことのない新たな場所で，今までとは違う日課で非日常の生活が始まります。そして，疾患による身体的苦痛に加え，検査や処置，治療に伴う苦痛を繰り返し感じることになります。また，決められた時間に治療や検査を受けるなど自分でコントロールできることが少ない状況になります。そのような状況の中で，正しい説明を受けずに入院生活が始まると，患児は先の見通しや目標が持てず，これから自分がどうなるのかわからず不安を抱きます（図2）。

また，説明をしてくれない医療者や親との信頼関係にも影響が及びます。入院治療によって起こる変化に対応できず混乱し，適切な治療

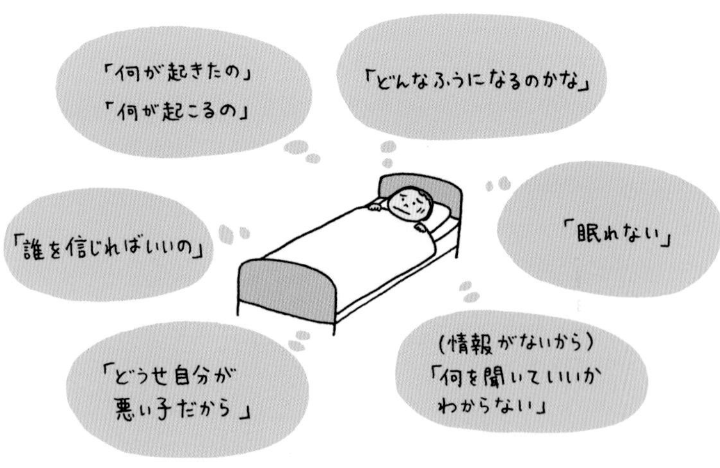
「何が起きたの」
「何が起こるの」
「どんなふうになるのかな」
「誰を信じればいいの」
「眠れない」
「どうせ自分が悪い子だから」
（情報がないから）「何を聞いていいかわからない」

図2 説明を受けずにいる患児の思い

が受けられなくなる可能性もあります。さらに，成功体験を積むことができず自己肯定感の低下も招くなど，様々な弊害が起こる可能性があります。患児が，いつでも気持ちの表出ができる環境を整え，その子なりの対処能力を引き出すことが大切です。

Point 3
患児自身が知りたいと思っていることを伝える

松岡は「がんをもつ子どもへの病気の説明の目的は，子どもが自分の身におきていることについて，それぞれの成長・発達に応じて受けとめ，治療や入院生活に対して見通しをもち，子ども自身が目ざす生活を送ることができるようになるために治療に取り組むこと，また，家族や医療者とのコミュニケーションが円滑になることなどが含まれる」[1)]と述べています。患児自身が見通しや目標を持って生活するためには，医療者が伝えたいことだけを説明するのではなく，患児自身が知りたいと思っていることも伝えることが大切です（表1）。子どもたちは，「学校，勉強はどうなるのか」「きょうだいや友だちと会えるのか」など日常行っていることがどうなるのかが気になっています。患児の気がかりに答えることは，患児がこの先の見通しを持って過ごすことができるようになるために欠かせない要素です。

そして，病気の説明をしたら終わりではなく，説明してからが始まりです。患児がどのように説明を受け止めているかを知り，入院生活を支えていくことが大切です。また，その子に適した方法で説明を行

表1 患児への説明の際に配慮するポイント

- 患児の発達や認知に応じた方法で行う
- 誰が説明をするのか，患児と親の意向を確認する
- 説明内容（病名，症状，治療，予後，生活，協力してほしいこと，など）について親の意向を確認する
- 患児自身の気がかりを確認する
- どのようなツールを使用するかを検討する
- 日々の生活の中で，理解を確認しながら説明を繰り返す
- 病気になったのは誰のせいでもないことを伝える

うためには，患児のことをよく知っている家族の意向を確認することはもちろん，患児と関わりのある心理士や保育士など他職種から見た患児の様子を聞き，説明方法を検討することも効果的です。

ドクターからのひとこと

患児に対し，家族の意向を無視して告知を強行することはありません。しかし，患児から病気のことを聞いてきた時はどうでしょう。大人がなかなか話してくれない病気のことを，子どもから聞くことには不安や恐怖が伴い，たくさんの勇気が必要です。本人が振り絞った勇気に応えるためにも「本人が知りたいことにウソはつかない」ということが大切だと考えます。

Tips

重大な病気の説明を受けた家族は，ショックと混乱のさなかにあり，患児へ説明することに抵抗を感じるのは当然な状況にあります。心理的負担が大きい家族に患児への説明の必要性を伝え続けても，家族自身の気持ちを理解してもらえていない，と受け取られ，パートナーシップを築くことは困難となります。そのため，まずは家族の思いを確認し，それに寄り添いつつ，患児へ説明するための方策を検討することが必要です。

医療者は，患児の心理的準備を進めるために治療や処置の説明を早くしたいと焦ることもありますが，今の課題は何か，そのために取り組むべきことは何かを考えながらケアを行うことが大切です。

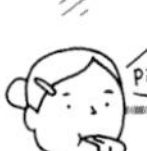

まとめ

病状を伝えないまま治療を続けることは，患児に不安を与え，混乱を招きかねません。家族の思いに耳を傾けながら，患児に合った説明方法を検討しましょう。

引用文献

1）松岡真里：系統看護講座 専門分野Ⅱ小児看護学② 小児臨床看護各論．p.299，医学書院，2015.

参考文献

・内田雅代，ほか：小児がん看護ケアガイドライン 2012―小児がんの子どもの QOL 向上を目指した看護ケアのために．日本小児がん看護学会，2013.
・笹木 忍：子どもへの検査や処置の説明に親が戸惑う場面．小児看護，35(8)：1071-1074，2012.
・筒井真優美（監修），江本リナ，川名るり（編）：小児看護学―子どもと家族の示す行動への判断とケア 第7版．pp.294-307，日総研出版，2014.

・奈良間美保，丸 光恵，西野郁子，ほか：系統看護講座 専門分野Ⅱ小児看護学② 小児臨床看護各論．医学書院，2015．
・丸 光恵，石田也寸志（監修）：ココからはじめる小児がん看護―疾患の理解から臨床での活用まで．pp.279-285，へるす出版，2009．

Column

自閉症児への対応――見通しを立てる

自閉症児が入院した場合，治療や安静保持のための身体拘束を行わざるを得ない場合があります。しかし，抑制は自閉症児の不安や恐怖を増強させ，治療後のトラウマを引き起こし，さらなる問題行動を誘発させるなど，その後の治療に支障をきたす可能性が高くなります。そのため抑制に頼らない対策が必要です。

自閉症児は「いつも通り」や「予定通り」を好む傾向があります。予定に納得ができれば人一倍の努力を惜しまないという長所を生かした支援につなげることができます。
検査や処置に際しても，「この次に何が起こるのか」が事前にわかっていれば，受け入れやすくなります。例えば採血では，絵カードや文字などを使用して“針を刺して抜くまでの時間”も含めて視覚的に伝えることで，採血の流れを理解し，見通しが持ちやすくなります。

病院での処置や検査は，子どもにとって未知の経験です。自閉症の子どもを周囲に合わせようと考えるのではなく，周囲の大人が本人の特性に合わせた環境を作るという発想が大切です。

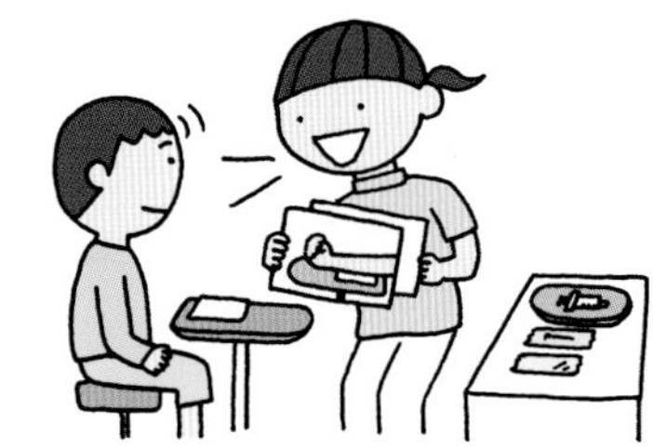

（校條 文）

参考文献
発達障害者支援のための地域啓発プログラムの開発研究班，自閉症・知的障害・発達障害児者の医療機関受診支援に関する検討研究班（編著）：発達障害のある人の診療ハンドブック 医療のバリアフリー．白梅学園短期大学，2008．

Case 28

きょうだいに話してもまだわからないから…

――きょうだいへの配慮

Case

先天性心疾患のため，出生直後から入退院を繰り返しているEちゃん，1歳。感冒症状があり，呼吸状態悪化のため入院治療が開始された。治療によって一時的に呼吸状態は改善したが，心不全増悪のため退院できず，1か月が経過していた。Eちゃんの状態を改善するためには，心臓カテーテル検査や手術治療が必要になることが両親に説明されていた。

Eちゃんは，両親，姉(6歳)と兄(4歳)の5人家族。母親が毎日朝から夕方まで面会し，父親は主に土日の日中に面会していた。小学生以下の小児は感染防止の観点から病棟内に入れないため，きょうだいは両親が交互に面会する間，キッズスペースや家族待合室で過ごしていた。

先輩のB看護師は，Eちゃんの母親の疲れている様子が気になったため，最近の家族の様子について受け持ちのA看護師に尋ねた。

Scene

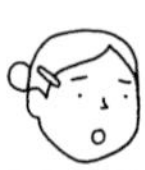

B看護師

Eちゃんのお母さん，最近疲れた表情しているよね。

そうなんです。よくベッドサイドでうとうとしているし，笑顔も少なくなった気がします。この間の病状説明を聞いてとてもショックだったみたいです。

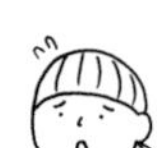

A看護師

B：家でも休めていないのかな?

A：はい。Eちゃんのことをいろいろ考えてしまうのと，きょうだいの世話もあって，最近ゆっくり眠れないっておっしゃっていました。

B：きょうだいはどんな様子か言っていた?

A：4歳のお兄ちゃんは，幼稚園に行きたがらないことが増えたり，夜なかなか眠れなかったりするみたいです。6歳のお姉ちゃんのほうは，わがままを言わなくなったみたいですけど。

B：なるほど。そのきょうだいの様子，気になるね。2人ともEちゃんの状況については理解しているのかな?

A：どうなんでしょう…。でも，**小さいから，話してもまだわからないだろうし…**。面会もできないですし。

B：ご両親の様子からいろいろ感じ取っているんだろうね。入院期間も長くなっているし，今はお母さんの不安が強くなっているから，きょうだいのストレス反応も強くなっているかもしれないね。

A：…どうしたらいいでしょうか?

B：きょうだいに今の状況をどういうふうに伝えているか，お母さんに聞いてみようか。あと，きょうだいへのケアも一緒に考えたいから，気になることがあればいつでも教えてほしいって伝えてみよう。

A：はい，お母さんに聞いてみます!

A 看護師は，きょうだいの様子が気になるため，ケアを一緒に考えていきたいことを母親に伝え，主治医からきょうだいとの窓越しの面会が許可された。面会後，きょうだいからは「E ちゃん頑張っているんだね。(会えて) 嬉しかった」と笑顔が見られた。E ちゃんの反応もよく，落ち着いて過ごすことができた。

Point 1 きょうだいからの SOS をキャッチする

患児が入院すると，きょうだいは祖父母や親戚，知り合いに預けられたり，親が面会中に待合室で過ごすなど生活が大きく変化し，患児の入院や病気に対して様々な気持ちを持つといわれています(図1)。

看護師がきょうだいの様子を直接観察する機会は少ないと思いますが，面会者との会話で，「最近，反抗期みたいになってしまっていて」や「精神的に不安定になっていて」などの言葉を耳にすることがあります。子どもは感情を適切に表現する言語能力が未熟であるため，多くの場合，処理しきれない感情は「普段と違った行動」という形で表現[1]します。そのため，起こりうるストレス反応を知っておくことが重要です。

また，否定的な変化だけではなく，肯定的な変化にも着目し，成長や頑張りを認め伝えることが大切です。ただし我慢強くなった様子がみられるきょうだいは，それと同時に不安を強く抱き抑うつ傾向を出

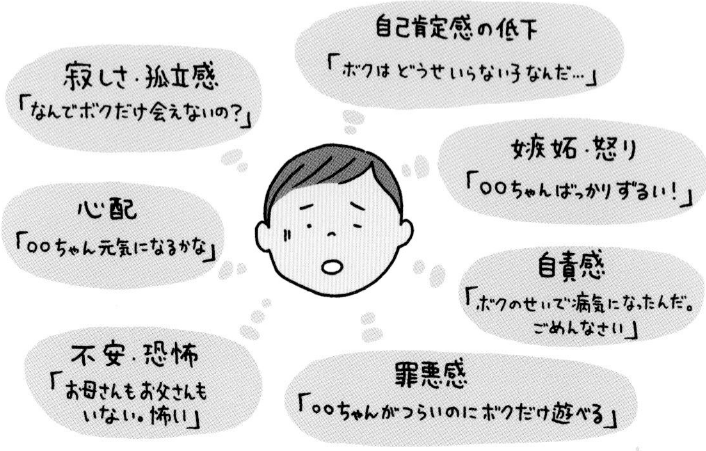
寂しさ・孤立感
「なんでボクだけ会えないの？」
自己肯定感の低下
「ボクはどうせいらない子なんだ…」
嫉妬・怒り
「○○ちゃんばっかりずるい！」
心配
「○○ちゃん元気になるかな」
自責感
「ボクのせいで病気になったんだ。ごめんなさい」
不安・恐怖
「お母さんもお父さんもいない。怖い」
罪悪感
「○○ちゃんがつらいのにボクだけ遊べる」

図1 きょうだいの気持ち

現させている可能性がある[2]ため，注意が必要です。入院当初から，きょうだいに起こりうる反応を親へ説明し，心配な反応がある場合は相談してほしいことを伝えるとよいでしょう（表1）。

ドクターからのひとこと

保護者は患児の心配で目いっぱいに見えますが，きょうだいのことも常に考えているものです。しかし，「先生や看護師さんは治療や看護で忙しいのだから，余計なことで煩わせてはいけない」という遠慮から，きょうだいについての相談をできずにいることも多いのです。入院の初期に「きょうだいへのサポートも小児医療の仕事」という姿勢をはっきり伝えることで，きょうだいを含めた家族支援が切れ目なく提供できるようになります。

Point 2

きょうだいにも安心感を与える支援を！

保護者の側に不安が強いと，子どもは保護者の不安を感じ取ってさらにストレスを増強させる[1]ため，まずはきょうだいに接する親の不安が軽減するように関わることが重要です。当然のことながら，日頃から患児の状態について適切に情報提供し，きちんとケアを受けられ

表1 きょうだいに起こる可能性がある変化

	具体的な内容
ストレス反応（SOS）	情緒・行動の変化 ・泣く，甘える，寂しがる，精神的不安定 ・我慢して良い子にする，親にまつわりつく ・離れたがらない，親の居場所を気にする ・睡眠行動の変化（1人で眠れない，寝付けない） ・夜尿（退行），爪を噛む，指しゃぶり，チック ・わがまま，言うことを聞かない，話をしない ・目を合わせない，乱暴な言動 体調面 ・活気がない，発熱，腹痛，頭痛，嘔吐 社会面 ・学校などを休む，成績低下，など
肯定的変化	・お手伝いができるようになる ・いたわる気持ちや思い遣りが持てる ・しっかりする，協力的になる，我慢強くなる ・気を遣うことができるようになる，など

ていると感じてもらい，信頼関係を築くことが大切です。

親が安心して患児を病院に預けられることは，きょうだいに目を向けたり，きょうだいと過ごす時間を増やすことにつながります。定期的にきょうだいの様子を面会者に確認し，「○○ちゃん（きょうだい）も頑張ってくれていますね」などと伝えることで，きょうだいも一緒に頑張っているということを親が再認識できます。

また，きょうだいの体験には，状況理解の度合いが影響する[3)]ため，不安や恐怖を減少させるためにも情報提供が必要[4)]です。きょうだいが知りたいと思っていることを，理解できる形で伝えられるよう親を支援し，親からの説明が難しい場合は，医療者から説明する機会を設けます。

看護師がきょうだいと直接関わる機会は少ないですが，きょうだいも看護の対象者です。きょうだいが，自分も患児の治療に協力していると感じられること，頑張りを認めてもらえること，親との関係や普段の生活が保障されているという安心感が持てるように配慮することが大切です（表2）。

表2 きょうだいに伝えるとよいこと

- **治療に参加しているという意識を持ってもらう**
  例)「(待合室などで) いつも待っていてくれてありがとう」
  「応援してくれていること，○○ちゃんに伝えるね」
- **頑張りを認める**
  例)「おうちでのお留守番も立派な治療の応援だよ。ありがとう」
  「お父さんも，お母さんも，私たちもみんな感謝しているよ」
- **我慢しなくてもいいことを伝える**
  例)「寂しい時は，お父さんやお母さんにたくさん甘えていいよ」
  「聞きたいことは何でも聞いていいよ」
- **きょうだい自身のことを大切に思っていることを伝える**
  例)「お父さんも，お母さんも，私たちも，
  ○○ちゃん (きょうだい) のことを大事に思っているよ」
- **病気は誰のせいでもないことを伝える**
- **患児の状態について理解できる言葉で伝える**
- **きょうだいが患児のためにできることを伝える，一緒に考える**
  例) (すでに十分に応援してくれていることを伝えつつ)
  ・手紙や絵を書く，声を録音する，患児のための絵本を選ぶなど

※医療者からだけではなく，親からも伝えてもらうとよい。

Point 3
きょうだいの面会を考慮しよう

面会制限は，きょうだいの情緒・行動の問題に影響する[5)]と指摘されています。できるだけきょうだいも面会できるように配慮し，面会する場合は，患児や周囲への影響を考え，感染症の確認や面会時間，面会場所などを調整します。重篤な状態や終末期で看取りが近い患児にきょうだいの面会をする際は，きょうだい自身の精神面への影響を考慮し，事前に患児の様子を伝え，環境を整えるなどの配慮が必要です(図2)。

親も「(きょうだいが) 怖がるんじゃないか」「(今の児の状態を) どのように伝えたらよいか」と迷うことが多く，面会を躊躇する場合があります。会わなかったことへの後悔があっても時間を元に戻すことはできません。まずは，きょうだいに負担をかけたくないという親の思いや心配に思う気持ちを受け止め，きょうだいに対する説明の仕方と医療者からも説明できることを伝えます。

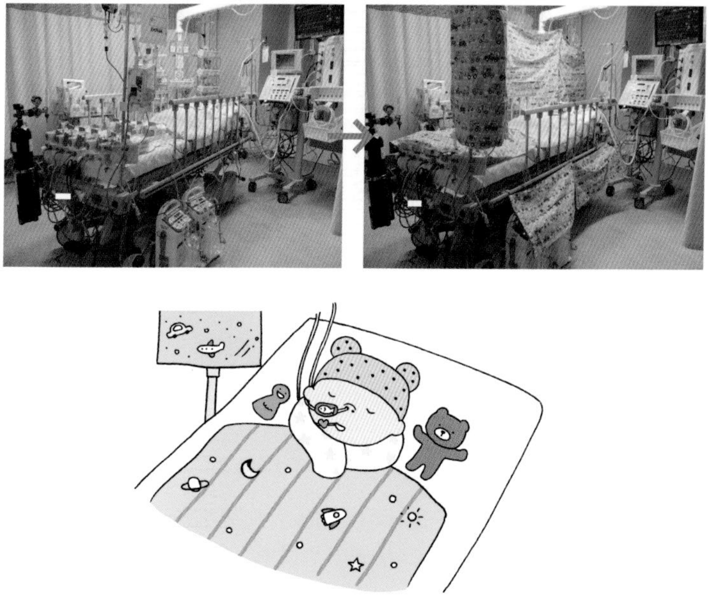

図2 **重篤な患児にきょうだいが面会する時の配慮**

機械類や血液，創部などが目に触れないように配慮し，家にあるおもちゃ，きょうだいの写真，きょうだいが患児のために作成した物などがあれば飾る。

さらに，きょうだいが怖がらないような環境調整を行えること，患児に会ったあとの反応に対しては医療者も一緒にケアできることを保証します。そして，きょうだい自身の気持ちを確認し，できる限り面会できるよう親と一緒に考えます。

ドクターからのひとこと

看取りの間際など，重篤な状態でのきょうだいの面会の際には，患児のそばできょうだいが長時間楽しく過ごせる居場所づくりも大切です。折り紙や塗り絵，DVD，ゲームなど，そこが「いつもの家族の空間」により近づくように，幼いきょうだいが飽きずにそこに留まれるように，様々な工夫をしてみてください。

保育士や心理士，ホスピタル・プレイ・スペシャリスト（Hospital Play Specialist：HPS），チャイルド・ライフ・スペシャリスト（Child Life Specialist：CLS）など，他職種の力も借りましょう。

Tips

親だけではなくきょうだいも，患児の入院によって変化する生活や環境に適応し乗り越えることができるようサポートする必要があります。

このケースのように，患児の病状が思わしくない場合は，親は患児のことで頭がいっぱいになっていること，親自身の精神的負担も強いため，きょうだいの変化に気づかない場合や，気づいてもうまく対応できない可能性があります。きょうだいからのSOSに周囲の大人が気づくこと，親の不安を軽減すること，きょうだいも看護の対象者だと意識することが大切です。

きょうだいのストレス反応が強い場合や長期化する場合，心理士や精神科医など専門家への相談も検討する必要があります。

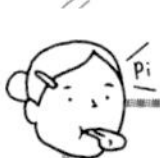

まとめ

患児のきょうだいにも目を向けていますか？「まだ小さいから」と説明を省略していませんか？ きょうだいも不安や恐怖心を抱え，ケアを必要としています。

引用文献

1）菊地祐子：救急受診した子どもに対する心のケア．小児科診療，76（5）：789-793，2013.
2）新家一輝，藤原千惠子：小児の入院と母親の付き添いが同胞に及ぼす影響―同胞の否定的変化と肯定的変化との関係．日本看護学会論文集：小児看護，38：26-28，2007.
3）戈木クレイグヒル滋子：環境変化への適応―小児がんの同胞をもつきょうだいの体験．日本保健医療行動科学会年報，17：161-179，2002.
4）佐藤伊織，上別府圭子：小児がんを持つ子どものきょうだいに対する「情報提供」と「情報共有」―きょうだいへの説明に注目した文献レビュー．小児がん，46（1）：31-38，2009.
5）新家一輝，藤原千惠子：小児の入院と母親の付き添いが同胞に及ぼす影響－同胞の情緒と行動の問題の程度と属性・背景因子との関連性．小児保健研究，66（4）：561-567，2007.

参考文献

・NPO法人しぶたねホームページ：きょうだいさんがもちやすいきもち．http://sibtane.com/（2019年1月24日アクセス）
・筒井真優美（監修），江本リナ，川名るり（編）：小児看護学―子どもと家族の示す行動への判断とケア 第8版．pp.164-180，日総研出版，2016.
・堂前有香，石川紀子，藤岡寛，ほか：入院中の子どものきょうだいのストレスの実態と，きょうだい・家族が必要とする支援．日本看護学会論文集：小児看護，41：184-187，2010.

Column

コミュニケーション能力を高める――今日も笑顔で！

ぶすっとして聞く耳を持たない感じの医師は小児科にも少なからずいます。これは大きな問題です。でもこれを改善するのは，なかなかの難題です。

コミュニケーション能力の育成について書かれた『ウォー・フォー・タレント（War for Talent）』に，店長の笑顔が営業成績を上げた，看護師の笑顔がCCUの在室日数を短くした，などの例が紹介されています。なぜでしょう。

笑顔は人が話しやすい環境を作ってくれます。看護師が笑顔であれば，病棟全体のコミュニケーションがよくなります。そして笑顔はつらい時でも，自分自身の意欲を高めるなどの効果があります。

私は院長をつとめていた時，朝礼の最後に，いつも皆さんにこう伝えていました。「今日も笑顔で!」

看護師であるあなたが笑顔でいてくれれば，きっと病院の雰囲気が変わります。

（本田雅敬）

参考文献

エド・マイケルズ，ほか，マッキンゼー・アンド・カンパニー（監訳）：ウォー・フォー・タレント―“マッキンゼー式”人材獲得・育成競争．翔泳社，2002.（『War for Talent』の翻訳書です）

一般小児看護にも役立つ!

トリアージにおける患者評価の視点

救急外来を訪れる小児救急患者の約8割は軽症といわれていますが，その中に一握りの重症患者が隠れています。そこで，救急外来では，小児救急患者の病態を適切に評価し，治療の優先度と加療場所を決めていくこと（トリアージ）が必要となります。当院（東京都立小児総合医療センター）のERでは，このトリアージを実施しています。

当院では，トリアージを実施するにあたり小児二次救命処置（PALS）でいうところの「第一印象」および一次評価を，患者評価の体系的なアプローチとして参考にしています。これらの考え方は，救急外来で行うトリアージだけではなく病棟においても，入院時や日々の患者評価，急変の前兆の早期認識などに活用できるものです。さらに，すぐに医師を呼ぶかどうかの判断にも用いることもできます。

この評価の過程では，扱いの難しい医療機器は必要としません。必要なのは，看護師の目と耳と手，聴診器や体温計，心電図モニターなど日常私たち看護師が使用するものであり，明日からの臨床にすぐ役立てることができます。

第一印象

［使うもの］看護師自身の目と耳と手

［判断すること］小児が致死的な状態に「ある」のか「ない」のか

［どのように評価していくのか］

- 最初の数秒で，生命維持に関係する **外見**・**呼吸**・**循環** という3つの生理学的要素の評価を行う。
- **外見** では，意識レベルや筋緊張，啼泣状態などを確認する。
  - **外見が良い**：手足をよく動かし，元気がある。視線が合い，追視する。
    会話や啼泣の声が力強い。周囲の音や光に反応している。

- **外見が悪い**：ぐったりしている。目に生気がなくぼんやりしている。啼泣が弱々しい。保護者があやしているのに泣き止まない。

◎ **呼吸**では，呼吸仕事量や異常呼吸音などを確認する。

- **呼吸が良い**：規則的な呼吸である。呼吸努力の増加がない。異常な呼吸音がない。
- **呼吸が悪い**：鼻翼呼吸や陥没呼吸がある。呼気性喘鳴や吸気性喘鳴，呻吟(しんぎん)などがある。

◎ **循環**では，皮膚色や出血の有無などを確認する。

- **循環が良い**：皮膚色が正常にみえる。コントロール不能な出血がない。
- **循環が悪い**：チアノーゼや蒼白，網状チアノーゼがある。はっきりとした大量出血がある。CRT（毛細血管再充満時間）の延長がある。

［評価の結果，考えられること］

表1 外見・呼吸・循環から考えられること

外見	呼吸	循環	考えられること
○	○	○	第一印象が良い
×	○	○	脳機能に問題が起きている可能性がある
○	×	○	呼吸窮迫の可能性がある
○	○	×	代償性ショックの可能性がある
×	×	○	呼吸不全の可能性がある
×	○	×	低血圧性ショックの可能性がある
×	×	×	心機能不全または致死的な状態である可能性がある

〔文献1）を参考に作成〕

［判断したあとにとる行動］

- **致死的な状態にある** ⇒ 応援要請，院内急変コール発動，BLS
- **致死的な状態にない** ⇒ 吸引や酸素投与など必要な処置と並行し，先輩看護師へ状態報告しつつ患者評価続行（一次評価へ）

一次評価

［使うもの］

聴診器，体温計，血圧計，ペンライト，心電図モニター，パルスオキシメーター

［判断すること］

看護師の視覚・聴覚・触覚だけではなく，心電図モニターやパルスオキシメーターなども用いてバイタルサインやSpo_2などの情報を得て，致死的な状態につながる危険な徴候がないかを判断する。

［どのように評価していくのか］

- ABCDEの順に評価していく。
- それぞれのステップで異常があれば，直ちに行動（介入）する。

気道 A：airway

表2 気道の評価と行動（介入）

評価すること	気道の開通性		
観察ポイント	胸部の動き，気流音や呼吸音，口鼻からの呼気など		
評価	開通している	開通を維持できる	気道閉塞あり
評価のポイント	声や泣き声が出ている 正常な呼吸ができる	気道分泌物の増加や陥没呼吸を伴う吸気努力の増加などがあるが，簡単な処置で開通を維持できる	声が出せない，呼吸努力はあるが呼吸音がなく挿管などの高度な処置を要する
行動（介入）	評価継続	体位を整え，肩枕挿入や頭部後屈あご先挙上法，吸引などを行い，開通を維持しながら評価継続	応援要請し，吸引や補助換気をする。医師の指示でエアウェイ使用や気管挿管などが行われる

呼吸 B：breathing

表3 呼吸の評価と行動（介入）

評価すること	呼吸数，呼吸に要する努力
観察ポイント	呼吸数と呼吸パターン，呼吸努力，肺音および気道音，Spo_2
評価	呼吸数は 表4 バイタルサイン評価表（呼吸数）参照。Spo_2 94％以上あれば，十分な酸素化がされている。94％未満の場合は低酸素血症が示唆される
行動（介入）	酸素投与，BVMによる補助換気，人工呼吸など

表4 バイタルサイン評価表（呼吸数）

トリアージ区分との連動：青（蘇生トリアージ直ちに介入），赤（緊急トリアージ 15 分以内），
黄（準緊急 トリアージ 30 分以内），緑（準々緊急 / 非緊急トリアージ 60 分以内）

年齢＼区分	蘇生	緊急	準救急	準々緊急/非緊急
	＞2SD	1～2SD	＜1SD	正常範囲
0	＜17，＞71	17～26，62～71	26～35，53～62	35～53
3 か月	＜16，＞68	16～25，60～68	25～33，51～60	33～51
6 か月	＜15，＞65	15～23，57～65	23～32，48～57	32～48
9 か月	＜14，＞62	14～22，54～62	22～30，46～54	30～46
12 か月	＜14，＞59	14～22，52～59	22～29，44～52	29～44
15 か月	＜14，＞56	14～21，49～56	21～28，42～49	28～42
18 か月	＜14，＞52	14～20，46～52	20～27，39～46	27～39
21 か月	＜14，＞49	14～20，43～49	20～26，37～43	26～37
2 歳	＜14，＞45	14～19，40～45	19～25，35～40	25～35
3 歳	＜14，＞38	14～18，34～38	18～22，30～34	22～30
4 歳	＜15，＞33	15～18，30～33	18～21，24～30	21～24
5 歳	＜15，＞31	15～18，28～31	18～20，23～28	20～23
6 歳	＜15，＞29	15～17，27～29	17～19，22～27	19～22
7 歳	＜14，＞28	14～16，26～28	16～19，21～26	19～21
8 歳	＜13，＞27	13～16，25～27	16～18，20～25	18～20
9 歳	＜13，＞27	13～15，24～27	15～17，20～24	17～20
10 歳	＜12，＞26	12～15，24～26	15～17，19～24	17～19
11 歳	＜12，＞26	12～14，24～26	14～16，19～24	16～19
12 歳	＜11，＞26	11～14，23～26	14～16，18～23	16～18
13 歳	＜11，＞25	11～13，23～25	13～16，18～23	16～18
14 歳	＜10，＞25	10～13，22～25	13～15，17～22	15～17
15 歳	＜10，＞24	10～12，22～24	12～15，17～22	15～17

〔文献 2）を参考に作成〕

循環 C：circulation

表5 循環の評価と行動（介入）

評価すること	心臓のポンプ機能と末梢循環
観察ポイント	心拍数と心リズム，脈拍，CRT，皮膚色および皮膚温，血圧，尿量など
評価	心拍数は 表6 バイタルサイン評価表（心拍数）参照。CRT は 2 秒以内が正常，CRT の延長は心拍出量の低下を示す場合がある。皮膚所見でチアノーゼや蒼白，網状チアノーゼが認められる場合は組織への酸素供給不足を示す場合がある。低血圧の目安は 表7 を参照。正常尿量の目安は，乳児および年少児では 1.5～2 mL/kg/ 時，年長児と思春期では 1 mL/kg/ 時である
行動（介入）	ショック状態を認めた場合は医師へ報告。ショックを離脱するための救急処置が行われる

表6 バイタルサイン評価表（心拍数）

トリアージ区分との連動：青（蘇生トリアージ直ちに介入），赤（緊急トリアージ 15 分以内），
黄（準緊急 トリアージ 30 分以内），緑（準々緊急 / 非緊急トリアージ 60 分以内）

区分 / 年齢	蘇生	緊急	準救急	準々緊急/非緊急
	＞2SD	1～2SD	＜1SD	正常範囲
0	＜79，＞175	79～95，159～175	95～111，143～159	111～143
3 か月	＜95，＞189	95～111，173～189	111～127，158～173	127～158
6 か月	＜91，＞183	91～106，167～183	106～121，152～167	121～152
9 か月	＜86，＞175	86～101，160～175	101～116，145～160	116～145
12 か月	＜83，＞169	83～97，155～169	97～111，140～155	111～140
15 か月	＜79，＞166	79～94，152～166	94～108，137～152	108～137
18 か月	＜76，＞163	76～90，148～163	90～105，134～148	105～134
21 か月	＜73，＞159	73～87，145～159	87～102，131～145	102～131
2 歳	＜71，＞156	71～85，142～156	85～99，128～142	99～128
3 歳	＜64，＞149	64～78，135～149	78～92，120～135	92～120
4 歳	＜59，＞144	59～73，130～144	73～88，116～130	88～116
5 歳	＜56，＞140	56～70，126～140	70～84，112～126	84～112
6 歳	＜53，＞136	53～67，123～136	67～81，109～123	81～109
7 歳	＜50，＞133	50～64，119～133	64～78，105～119	78～105
8 歳	＜47，＞129	47～61，116～129	61～75，102～116	75～102
9 歳	＜45，＞126	45～59，113～126	59～72，99～113	72～99
10 歳	＜43，＞124	43～57，110～124	57～70，97～110	70～97
11 歳	＜42，＞122	42～55，108～122	55～68，95～108	68～95
12 歳	＜40，＞120	40～53，106～120	53～67，93～106	67～93
13 歳	＜39，＞118	39～52，105～118	52～65，92～105	65～92
14 歳	＜37，＞116	37～51，103～116	51～64，90～103	64～90
15 歳	＜36，＞115	36～49，102～115	49～62，89～102	62～89

〔文献 3）を参考に作成〕

表7 低血圧の目安

年齢	収縮期血圧（mmHg）
新生児（満期産）	＜60
乳児	＜70
1～10 歳	＜70＋（年齢×2）
＞10 歳	＜90

神経学的評価 D：dysfunction of CNS

表8 神経学的評価と行動（介入）

評価すること	反応と意識レベル
観察ポイント	意識レベル，筋緊張や精神的安定，視線や言葉／泣き声，血糖値など。グラスゴー・コーマ・スケール（GCS，表9 参照）で経時的に評価
評価	ゆっくりと脳低酸素症が生じた場合は，錯乱を伴う意識レベルの低下，過敏，嗜眠などの神経学的徴候あり。GCS13～15 の場合は軽度頭部外傷，9～12 は中等度頭部外傷，8 以下は重度頭部外傷
行動（介入）	反応の鈍化が認められた場合は医師へ報告。酸素化や換気，血糖値の是正などが行われる

表9 当院 ER で使用されている小児用グラスゴー・コーマ・スケール（GCS）

開眼 eye opening	**年齢＞1 歳（成人含）**		**年齢＜1 歳**	**スコア**
	自発的に開眼		自発的に開眼	4
	言葉による指示で開眼		大きな声で開眼	3
	痛み刺激に開眼		痛み刺激に開眼	2
	反応なし		反応なし	1
言葉 best verbal response	**年齢＞5 歳（成人含）**	**5 歳≧年齢≧2 歳**	**年齢＜2 歳**	**スコア**
	会話可能で見当識良好	適切な言葉／表現	適切に笑う，喜ぶ	5
	会話可能だが失見当識あり	不適切な言葉	泣くがあやすことができる	4
	不適切な言葉	泣き／叫び続ける	不適切に泣き／叫び続ける	3
	理解不能な発声	うめき声	うめき声，興奮状態，落ち着きのない状態	2
	反応なし	反応なし	反応なし	1
	挿管されている	挿管されている	挿管されている	1
運動 best motor response	**年齢＞1 歳（成人含）**		**年齢＜1 歳**	**スコア**
	命令に従う		自発的な運動あり	6
	痛み刺激の場所を認識できる		痛み刺激の場所を認識できる	5
	屈曲姿勢 — 逃避反応		屈曲姿勢 — 逃避反応	4
	屈曲姿勢 — 異常（除皮質硬直）		屈曲姿勢 — 異常（除皮質硬直）	3
	伸展姿勢（除脳硬直）		伸展姿勢（除脳硬直）	2
	反応なし		反応なし	1

全身観察 E：exposure & environmental control

表 10 全身の評価と行動（介入）

評価すること	重症の徴候の有無
観察ポイント	体温，出血や熱傷・不自然な打撲痕の有無，点状出血や紫斑，発疹の有無など
評価	高体温や低体温，点状出血や紫斑が認められる場合は，敗血症やアナフィラキシーショックを，熱傷や不自然な外傷痕などは虐待を視野に入れ評価していく
行動（介入）	低体温予防のため保温，止血処置など

バイタルサイン測定時の注意点

小児は，解剖学的・生理学的機能が未熟で，知覚や認知・言語機能の獲得過程にあります。そのため，小児救急患者は，自覚症状を正しく表現することが難しく，啼泣や緊張により心拍数や呼吸数は容易に変動するため，小児救急患者の病態評価は容易ではありません。心拍数や呼吸数，血圧などは安静時での測定値であれば信頼度が高く，小児患者の状態を適正に評価することができますが，多くの成人患者のようにバイタルサイン測定に協力的であるとは限らないため，信頼性の高いバイタルサインを測定するためには，子どもが泣かないよう，本やおもちゃなどを用いて子どもの気を紛らわせたり，あやしたりすることが大切になります。

発熱精査で入院している 1 歳児
バイタルサイン測定時に大啼泣あり
その時の心拍数が 170 回/分であった。

例えば上記のような場合，この頻脈は，啼泣によるものなのか，発熱によるものなのか，敗血症によるものなのか，判断するのが難しくなります。そのため，小児科看護師は，安静時のバイタルサインを測定するよう努めていくことが大切です。

引用文献
1）American Heart Association：PALSプロバイダーマニュアル AHAガイドライン2015準拠．シナジー，2018.
2）日本臨床救急医学会，日本救急医学会，日本救急看護学会，ほか（監修）：緊急度判定支援システムJTAS2017ガイドブック，付録F 正常のバイタルサインと標準偏差．p.78，へるす出版，2017.
3）前掲書2），p.79.

数字

欧文

A

C

D, E

F

G, H, I

K, M

N

P

R, S

V, W

和文

あ

い